Nursing Canvas Book 10

実習記録・看護計画の解体新書

[編著] 石川ふみよ
上智大学 総合人間科学部 看護学科 成人看護学 教授

Gakken

看護記録・看護計画の解体新書

CONTENTS

第1章 実習記録の書き方

- 6　01　実習記録はなんのために書くの？
- 8　02　実習記録の書き方の原則って？
- 12　03　使うべきではない表現，書くべきではない内容は？
- 14　04　実習記録，こんな書き方していませんか？
- 33　05　事例に基づいた各記録のお手本

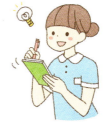

第2章 看護計画の立て方

- 46 **01** 看護計画はなんのために立てるの？
- 48 **02** 「看護師の看護計画」と「学生の看護計画」
- 50 **03** 看護計画にかかわる用語を整理しよう
- 52 **04** 看護計画はどのように計画立案したらいい？
- 57 **05** 実習指導者に指摘される計画 あるある
- 60 **06** 学生の疑問「具体的」「個別性」って？

第3章 事例展開と練習問題

- 66 **1** COPDで肺炎を起こした事例
- 89 **2** 食道がんで化学療法を行う事例

編集担当：Nursing Canvas編集室
本文デザイン・DTP：株式会社エストール
本文イラスト：渡邊美里

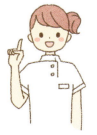

第1章

実習記録の書き方

01　実習記録はなんのために書くの？

02　実習記録の書き方の原則って？

03　使うべきではない表現，書くべきではない内容は？

04　実習記録，こんな書き方していませんか？

05　事例に基づいた各記録のお手本

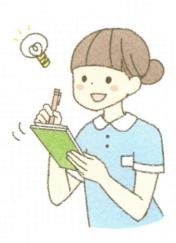

実習記録の書き方 01

実習記録はなんのために書くの？

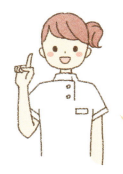

実習になると，何種類もの記録用紙を書かなくてはならず，
「どうしてこんなに書かなきゃいけないの！」
と言いたくなることがありますよね．
看護学生の実習記録には，
次のような，大切な役割があります！

1 書くこと自体が目的

記録を書くことにより，
☑ **思考のプロセスを可視化する** ☑ **記録する力を向上させる**

　実習によっては，「看護過程を展開することができる」という実習目標が掲げられている場合があります．

　看護過程が展開できているかどうかは，実習記録だけで評価するものではなく，ベッドサイドで患者さん・家族に対して行われる援助をも含めます．むしろ，ベッドサイドでのケアとその評価を適切に行えることのほうが重要だと思います．

　行われているケアが，見よう見まねではなく，必要性に基づいて行われているのかどうかを見極めるには，思考のプロセスを可視化する必要があります．それをしているのが，「実習記録」です．見方を変えると，実習目標を達成するために実習記録を書く，ということです．

　また，看護師になると，ほかのチームメンバーと情報を共有するために，あるいは病院機能評価の基準を満たすために，適切な記録を書くことが求められます．それに備えて，実習記録を書くことにより，「記録する技術」を身につけておく必要があります．

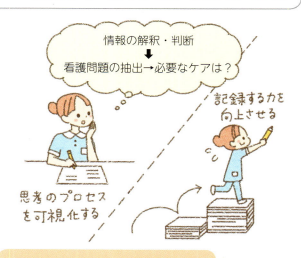

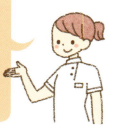

たとえばバイタルサインの測定は，看護師になってからより必要とされる技術ですね．学生のときから繰り返し行うことで，上手に測定できるようになります．「記録」もそれと同じで，繰り返すことにより適切に書けるようになるのです！

2 手段として記録を書く

記録を書くことにより，
- ☑ 問題解決法やクリティカルシンキングといった思考力を身につける
- ☑ 実習の振り返りを行う

　問題解決的な思考，あるいはクリティカルシンキングというのは，何も看護過程に限ったことではなく，社会生活を営んでいくために必要な思考です．

　看護過程の展開の基本は，まさに問題解決法やクリティカルシンキングです．そのため，記録を書くことによってそれらのプロセスを可視化することができ，スキルを身につけたり向上させることができるのです．

　また，書かれた実習記録を振り返ることで，自分の思考や行動の傾向がわかり，成長や今後の課題が明確になります．

　筆者は，学生の書いた実習記録に赤ペンでコメントを入れるのですが，学生は実習が進むにつれて赤ペンのコメントがだんだん減ってくるのを見ると，自分自身の成長を実感するそうです．実習記録にはポートフォリオ的な（学習の過程を可視化する）要素もあるのかと思います．

「クリティカルシンキングとは，適切な根拠（事実，理論等）をもとにし，妥当な推論過程を経て，結論・判断を導き出す思考過程，あるいは，所与の議論・主張について，その根拠や推論過程の適切さを吟味する思考過程である…」

思考力を身につける

先生に直されるところが減ってきた

実習の振り返りを行う

アドバイス
問題解決手順をふむ記録の作成はケア向上につながる

　患者を中心とするチーム医療を実現するために，多くの医療機関ではPOSを用いています．POSは，多職種共有の診療録（POMR）を作成し，その記録を監査し（Audit），それにより記録の修正を行う（Revision）という3つの段階から成ります．しかし，看護師は，独自の視点からproblem（看護問題）を抽出して，看護記録（PCNR）を作成していることが多いと思います．PONRは看護基礎教育でも取り入れられ，多くの実習はその形式を用いた実習記録とし，学生が書いた実習記録を指導者や教員が確認し，指導に基づいて学生が記録を修正するという流れをとっています．

　そもそもPOSは，米国において診療録を教育に活用するために開発されました．基礎医学系の研究員が実験や観察したことを記録した研究ノートが科学論文につながっていくのに対して，臨床の医学生や研修医の記録は記憶に頼る雑記帳であったため，臨床上の問題解決にも完全・正確・最新の情報を利用できるよう，基礎科学の手法を臨床の場に応用することを考えたことに始まったのです（羽白，2005）．その際，診療録は患者ケア向上のための道具として位置づけられ，それを作成することにより医療従事者の教育効果を上げようとしたのです．

　したがって，問題解決手順をふむ実習記録の作成は，まずは学習のために必要であり，やがてそれが患者・家族に対するケアの向上につながるのですね．

POS：problem oriented system，問題志向型システム
POMR：problem oriented medical record，問題志向型診断記録
PONR：problem oriented nursing record，問題志向型看護記録

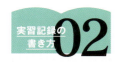

実習記録の書き方の原則って？

　学生の中には，実習要項に記録の書き方が示されていても，それを読まずにとりかかる人もいます．しかし，基本をまったく知らずに書き始めるより，ひととおり目を通してから書いたほうがよいでしょう．

　本書では，**記録の種類と，それぞれの記載の目的と書き方の原則をまとめました**ので，ぜひ目を通してください．

各種実習記録の記載の目的と書き方の原則

データベースアセスメント用紙

記載の目的
- ☑ 患者・家族の全体像を把握し，問題の所在を明らかにする

書き方の原則
- データベースシートの項目を埋めるのではなく，患者の疾患や障害，病期，治療法によりアセスメントすべき事柄を明確にしたうえで，それに必要な情報を収集する
- 情報の欄には，主観的情報と客観的情報を記載する（情報から判断したことは書かない）
- 解釈・判断の欄には，情報から考えたことを記載する（状況説明や援助内容は書かない）
- 解釈・判断の欄には，次の3点を書く
  ① （アセスメントすべき事柄に関して）現在，どうなっているか
  ② なぜ，そのような状態になっているか（要因・原因）
  ③ この状態が続くと，どのようなことが生じるか（成り行き）
- データベースのカテゴリ（ゴードンの機能的健康パターンであれば11のパターン）の解釈・判断をまとめる（統合アセスメント）

情報関連図

記載の目的
- ☑ 患者・家族の全体像を把握し，問題の所在を明らかにする（データベースアセスメントシートを補完する）
- ☑ 患者・家族の現状に影響を及ぼしている要因（病態を含む），成り行きを図によって明確化する

書き方の原則

- データベースアセスメントシートと並行して作成する
- 患者を中心として，病態，生活背景，心理社会的状況を→(矢印)で結び，現状と成り行きを示す
- 問題にマークをつける
- →や□○などの凡例を示す
- データベースアセスメントシートとの整合性をはかる

3 目標

記載の目的
☑ 患者・家族の希望をふまえ，実現可能な目当て(目指すもの)を設定する

書き方の原則
- 患者・家族を主語として，目指すところを示す
- 退院後の生活を想定して設定する
- 実現可能な状態とする

4 問題リスト

記載の目的
☑ アセスメントの結論を明確化する
☑ 患者・家族が解決すべき健康上の課題を明らかにする
☑ 介入すべき健康上の問題の優先順位を明確化する

書き方の原則
- 「関連因子＋問題」という表現にする
- 関連因子は，介入可能なものを取りあげる
- 初期アセスメントでは，優先する順に番号をつける
- 優先順位はマズローのニードの階層，患者・家族の要望，設定した目標などにより決定する
- 途中で発生した問題は，続きの番号とする

5 看護計画・評価

記載の目的
☑ 解決すべき問題や関連因子が，介入によってどのようになればよいか，状態を期待される成果として設定する
☑ 期待される成果に到達するための具体策を，根拠に基づいて策定する

書き方の原則

- 問題と関連因子が介入によりどうなればよいか，その状態を「期待される成果」として表す
- 期待される成果の主語は「患者・家族」とし，達成可能で評価可能な状態で示す
- 期待される成果の「到達状況を評価する日」を設定する
- 期待される成果を達成するための具体策を，以下の3点から記載する
  ①観察項目（O-P）
  ②直接的な援助項目（T-P）
  ③教育指導項目（E-P）
- O-Pは問題や関連要因の変化を把握できるような項目（期待される成果の到達を評価できるような項目）とする
- T-Pは，O-Pで得られた情報をもとに援助するよう，関連性を持たせる
- T-Pは，期待される成果に到達できるような内容にする
- E-Pは，O-Pで得られた情報をもとに指導するよう，関連性を持たせる
- 評価日に看護計画全体を評価した内容（期待される成果の達成状況，達成／未達成の要因，問題の解決／継続，計画の終了／継続／追加・修正）を記載する

日々の行動計画

記載の目的
- ☑ 学習目標を明確にする
- ☑ その日のスケジュールを明確化し，実習指導者から適切な援助を受けられるようにする
- ☑ 患者・家族に対し，安全で確実な援助を提供するための準備を行う
- ☑ 1日の実習を終えて，学習目標に到達したかどうかを評価し，翌日の実習へつなげる

書き方の原則
- 学習目標の主語は学生（自分自身）とする
- その日の患者・家族の状況をふまえて，どのような学習を行うのか，目指すところを記載する
- 何時に，何を，誰と，どのように行うのかを記載する（看護計画立案後は，看護計画のどの部分を実施するのかを記載する）
- 技術の実施に関しては，必要時，手順書を作成する

経過記録

記載の目的
- ☑ 解決すべき問題に対する介入と，それに対する患者・家族の反応をとらえ，期待される成果の達成状況を評価する
- ☑ 患者・家族の経過を把握し，新たな問題がないか（新たな問題がある場合はそれを）明確にする

O-P：Observation Plan，観察計画
T-P：Treatment Plan，治療計画
E-P：Education Plan，教育・指導計画

書き方の原則

- 問題ごとにSOAPで記載する
- 「S」と「O」を対応させて記載する
- SOAPの「A」は，期待される成果の到達状況を評価する
- 評価により「P」で具体策の追加・修正がある場合は，看護計画の用紙に反映させる
- 患者の経過を記載し，新たな問題が生じた場合は計画立案の必要性について記載する
- 新たな問題が生じた場合は，看護計画に反映させる

8 フローチャート

記載の目的
☑ 患者・家族の状態の変化を一覧表としてわかりやすく示す

書き方の原則
- 必要な観察項目を設定する
- 必要に応じ治療や処置を加える

9 サマリー

記載の目的
☑ 患者・家族の治療経過，状態の変化，解決すべき問題に対する介入と期待される成果の達成状況を要約する
☑ 残された問題，継続すべき介入を明らかにする

書き方の原則
- 患者・家族の治療経過，状態の変化を記載する
- 患者・家族の問題とそれに対する介入，介入に対する患者・家族の反応の経過を記載する
- 期待される成果の達成状況，残された問題，継続すべき介入について記載する
- 1枚の用紙で把握できるように要点をまとめる

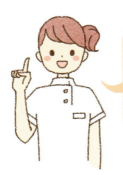

もちろん，原則を読んだだけで記録がうまく書けるわけではありません．しかし，何度か書いているうちに要領がつかめてくるものです．
次のページからは，実際に学生が実習記録を書いたときに，実習指導者や教員に注意されやすいポイントをあげ，「なぜ注意されるのか」を解説していきます．

S：Subjective data，主観的情報
O：Objective data，客観的情報
A：Assessment，アセスメント(評価)
P：Plan，計画

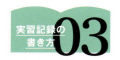

使うべきではない表現，書くべきではない内容は？

　日本看護協会は情報開示にあたり，「看護記録の開示に関するガイドライン」を示しています．

　実習記録もガイドラインの中で「行ってはいけないこと」「注意深く行うこと」(表)をふまえ，実習記録ならではのルールを知っておく必要があります．

① 実習記録には実名は記載しない

　実習記録は情報開示というより，万一紛失した際に個人が特定されないように配慮することが必要です．学校や実習施設によっては，実習記録を実習施設から持ち出さないという対応を行っているところもあります．

　患者・家族の氏名，施設名などはアルファベットなどの記号を用います．また，生年月日や年齢は，196X年XX月XX日としたり，50歳代というように表します．

② 実習記録に記号は使わない

　基本的には，実習記録で症状の有無を(＋)(－)(±)で表すことはしません．「S：悪心はない」「O：発赤はない」などと文で表します．しかし，フローシートで経過をひと目でわかるようにする場合は，記号を使ってもかまいません．

　また，感嘆符(！)や疑問符(？)は使いません．

③ 日本語は略さない

　看護記録における略語の記載は，施設の取り決めによります．実習記録では，学校で略語集があればそれによりますが，基本的に日本語を略すことはしません．たとえば，「リハビリテーション」を「リハビリ」とか「リハ」とはしないということです．「バイタルサイン」→「バイタル」，「体位変換」→「体交」，「包帯交換」→「包交」，「陰部洗浄」→「陰洗」などはよく見かけられます．

　英語の略語は1番初めに書いた際に，何の略なのかを示します．「Atrial fibrillation(以下Afとする)」「Coronary Artery Bypass Grafting(以下CABGとする)」というように書きます．ADL (Activities of Daily Living)やQOL (Quality of Life)，JCS (Japan Coma Scale)など，すでに汎用されているものはそのままで構いません．

④ あいまいな表現はしない

　「行ってはいけないこと」(p.13　表1)にもあるように，「～のようである」「～と思われる」などあいまいな表現はしません．「食事は全部食べたようである」という表現はあいまいです．患者本人のS情報として「食事は全部食べました」とするか，実際に食後の食器を確認し，O情報で「昼食は全量摂取する」と記載します．

　量や程度も観察した人により判断が異なります．「少量」「中等量」「多量」，「軽度」「中程度」「重度」とは，どれくらいの量や程度を指すのでしょうか．測定できるものは計測器を使って測定し，痛みなどはスケールを用いて観察した結果を記載します．また，「変化なし」「変わりなし」という表現も何が変わりないのかわからず不適切です．

■表1　記録で行ってはいけないこと・注意深く行うこと

●行ってはいけないこと

1. 前もって，これから行う処置やケアを書いてはいけない
2. 自分が実際に見ていない患者の記録をしない
3. 意味のない語句や患者のケアおよび観察に関係のない攻撃的な表現をしない
4. 患者にレッテルを貼ったり，偏見による内容を記録してはならない
5. 「～と思われる」「～のように見える」といったあいまいな表現はしない
6. 施設において認められていない略語を使わない
7. イニシャルや簡略化した署名は用いない
8. 記述間違いを修正液で消したり，消しゴムを使ってはならない．間違った箇所を記録から除いてはならない
9. 消されるおそれのある鉛筆や，コピーでよく写らない青インクでの記載はしない
10. 記録の途中で行を空けない

●注意深く行うこと

1. 患者の態度や性格などについて否定的な内容の記述をするとき
2. 病状や診断，治療など医師の領域に踏み込んだ書き方をするとき
3. そのほかの患者との信頼関係を損なうおそれのある事項を記載するとき

＊下線部は表現に関わること
日本看護協会：看護記録の開示に関するガイドライン．p.12～13，日本看護協会出版会，2000．より引用

5 患者さん・家族の尊厳を損なうおそれのある表現はしない

性格や態度，行動の傾向を表すときは，観察者の主観が入りがちです．患者さん・家族は学生に怒りを向けてくることもあるので，実習中に不愉快な思いをしたり，つらい気持ちになることもあるかもしれませんが，できる限り客観的に表現するようにします．

ないとは思いますが「同室者をイラッとさせるような発言をする」「清拭を提案するが拒否的な態度をとる」「こちらの話を全く聞かず頑固である」「許可する前に勝手に歩行している」などは不適切です．

6 日常生活における会話の言葉をそのまま用いない

会話で使っている用語を全く用いないわけではありません．

しかし，「散歩に誘うがのってこない」「担当看護師を探すがつかまらない」「血圧値が医師の指示にひっかかる」などは不適切な表現です．

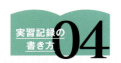

実習記録，こんな書き方していませんか？

ここでは，学生が注意されがちなポイントを集めて解説しています．

1 アセスメント（情報収集と解釈・判断）

お手本【2】
➡ P.35

✕ 病棟の看護記録を丸写し

例
- 当院を受診し
- 当病棟に入院となる

↓

どうしてダメ？

看護学生は職員ではありません！

看護記録では，自施設のことを「当院」「当病棟」などと表現しますが，看護学生はその施設の職員ではありません．さらに，プライバシー保護のため，「A病院」「B病棟」などと表現することが必要です．

 アドバイス
患者さんの経過を確認しよう！

学生の受け持ちは入院後，数日経ってからのほうが圧倒的に多いと思います．病棟のデータベースは，入院時に作成されているため，入院後から受け持つまでの経過はデータベースには記載されていません．そのため，病棟のデータベースシートに記載されたことをそのまま書いただけでは，情報に不足があり，正しい解釈・判断ができません．

 アドバイス
「患者さん・家族が，患者さんの病気・健康状態をどのように認識しているか」も大切なデータ！

ゴードンの機能的健康パターンでアセスメントする場合，1番目のパターンは「健康知覚／健康管理」です．ここでは「患者さん・家族が，患者さんの健康状態をどのように知覚し（適正に認識しているか），どのように健康管理しているか（適正に健康管理しているか）」ということを判断します．しかし，看護記録には，患者さんや家族が，患者さんの疾患・障害を含む健康状態をどのように認識しているかが書かれていないことが多いようです．その結果，実習記録にも書いていないということが見受けられます．

実際に，患者さんや家族の認識を判断する場合は，「医師からはどのように説明を受けていますか？」という質問を行い，その内容が医師の記録内容と一致しているかによって，正しく認識できているかどうかを判断します．医師からの説明に対してどのように感じているか，考えているかなどの質問を加えるとさらに判断材料が増えます．治療への積極的な参加や治療の継続には，患者さん本人や協力してくれる家族の認識が重要なため，このデータはとても大切なのです．

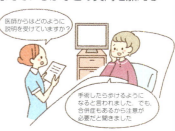

14

実習記録の書き方

「看護師さんの記録を参考にすれば大丈夫！」と思っている学生も多いかもしれませんが，実は看護師も書きがちな間違いが，臨床ではみられています

看護師も書きがち！ 看護記録独特の言い回し

なぜなのかわかりませんが，看護記録は助詞「て・に・を・は」が省略され，外国の方が日本語を話すときのような感じになっていることがよく見受けられます．**「病院受診し…」「当院紹介され」**などです．また，**「○○される」**という尊敬語に似た表現もしばしば見られます．**「…と話される」**という表現は高頻度で出現します．患者さんやご家族を尊重することは大切ですが，看護記録に尊敬語で記録する必要はありません．

よくある質問！ データベースシートは全項目埋めないといけないの？

これは，「No」です．ただ，「データベースシートに設定された項目をすべて埋めないと，解釈・判断ができません」と話す学生もよくいますね．

看護師は，入院後24時間以内にデータベースアセスメントを行い，看護計画を立案します．看護学生の実習でも通常は1〜2日くらいでおよそのデータをとって解釈・判断を行います．患者さんの状態は絶えず変化しているため，受け持ち開始からの日数が経てば経つほど，情報が増えるため解釈・判断が難しくなります．

✗ いつのデータなのか不明

- ヘモグロビン10.2g/dL
- アルブミン3.5g/dL

どうしてダメ？
データの比較ができません！

検査データの項目に検査値だけ記載してあって，検査を行った日付や時間が記載されていないことが見かけられます．検査データは，いつのデータか明らかでないと患者さんの状態を正しく判断することができません．

たとえば，全身麻酔で手術を行う患者さんでは「麻酔・術式による合併症の危険性はあるか」を判断するために術前のデータを使いますし，術後は「術後合併症を生じていないか，生じる危険性はないか」を判断するために術後のデータを使います．また，術後に回復の程度を判断する場合は，術前のデータと術後のデータを比較します．

経過を知りたい場合も，検査データが1回分だけしか記載されていないと，比較ができません．複数日のデータを記していく必要があります．

例①　術前から貧血があり，造血薬を投与している場合
　➡ 治療による効果とリスクが軽減しているかを判断するために，治療後手術までの期間の赤血球数やヘモグロビン値を収集する

例②　術後の感染症が生じていないかどうかを観察する場合
　➡ 術後の白血球数やCRP値を，経過を追って収集する

実習記録・看護計画　15

❌ 情報の欄に判断が書かれている

例
- ○○は良好である
- ○○は異常なし
- ○○については理解できている

⬇

どうしてダメ？

本当に良好なのか，異常がないのか，理解できているのかわかりません！
「事実」を記載する必要があります！

例にあげた「良好である」「異常なし」「理解できている」や，「管理できている」「適正である」は，情報ではなく，得た情報から判断したことです．

知覚・感覚の情報は，つい「異常なし」と書きがちですが，正しくは，たとえば聴力は「30cmの距離からささやき声を聞き取れる」，視力は「50cmの距離でないと新聞の文字が読めない」というように，フィジカルアセスメントの実際を書きます．

患者さん・家族の疾患や生活管理に関する理解度や，保健行動の適切さについては，検査データやフィジカルイグザミネーションの結果を判断するときよりも，人による差が生じます．患者さんや家族から聞いた話の内容や，目で見た事実を記載しましょう．

❌ 解釈・判断は書かれているのにデータ（情報）が書かれていない

例
- （検査データや，観察した情報を記載せず）感染徴候なし
- （データを記載せず）バイタルサイン著変なし

⬇

どうしてダメ？

解釈・判断が正しいのかを確認できません！

「感染徴候なし」のみの記載では，見たり聞いたりしたことを頭の中で思い浮かべて解釈・判断をしているように見えます．収集した情報から，「いえることを導く」のが，解釈・判断です．

「感染徴候なし」と導くための情報が記載されていないと，解釈・判断が正しいのかを確認することができません．

まったく情報が記載されていない場合と，周辺情報は記載されているのに，判断の決め手となるキー情報がない場合があります．

ちなみに，「バイタルサインに変化はない」という表現は"判断"ですが，それだけでは適切な判断にはなりません．変化がないことが何を示すかまで書く必要があります．

実習記録の書き方

✕ 解釈・判断の欄に看護援助の内容が記載されている

（解釈・判断の欄に）
- 患者指導を行っていく
- 観察していく
- 情報をとっていく

どうしてダメ？
問題の有無や要因・成り行きがわかりません！

　解釈・判断の欄には，「○○を行っていく」という内容を記載すべきではありません．とくに○○の部分が具体的であれば，それは看護計画の具体策に書くべき内容だからです．
　「○○の必要がある」という記載の場合も，「介入の必要がある」のように，問題として取りあげるべきことの指摘であればよいのですが，「指導を行っていく必要がある」というように，援助内容になっているのであれば，それは看護計画に記載することがらになります．
　解釈・判断の結果が問題となり，それに対して看護計画を立案します．したがって，解釈・判断の欄には，問題があるかどうか，問題がある場合，その要因，成り行きを記載すればよいのです．

✕ 解釈・判断が1つひとつのデータの解釈・判断にとどまっている

- 血清アルブミン値は基準値よりやや低い
- Hb値は基準値よりやや低い
- BMIは痩せを示している

どうしてダメ？
だから何が言えるのかがわかりません！

　検査データやバイタルサインの値は，しばしば基準値に照らし合わせ，「基準値範囲内である」「基準値を下回っている」「基準値を超えている」というように判断することはできるのですが，それが何を示すのかまでわからなければ意味がありません．それらのデータを，何を判断するために使用するのか考えてから記載します．
　血清アルブミン値，Hb値，BMIなどのデータは，たとえば周手術期の患者さんの場合，術前であれば，術中・術後の同一体位による皮膚損傷の危険性があるかどうかを判断するために使います．また，術後であれば，創の治癒遅延や感染症の危険性がないかどうかを判断するために使います．

実習記録・看護計画　17

看護師も書きがち！ 解釈・判断の欄に情報をつなげて現状を示す

現場の看護師が記載した記録にもよく見られるのが，解釈・判断の欄に，収集した情報をつなげて現状を示しているというものです．

たとえば，「理学療法の訓練時には収縮期血圧が200mmHg以上になることがあり，血圧の状態をみながら訓練を行っている」「ふらつきがあるときは，無理せずに安静にしようと心がけている」「4日間排便がないことを気にしていたが，理学療法を開始してからは排便がみられ，安心している」などは，得た情報を使って患者の状態を示しているにすぎません．だから何が言えるの？　ということになります．

解釈・判断

- 理学療法の訓練時には収縮期血圧が200mmHg以上になることがあり，血圧の状態をみながら訓練を行っている
- ふらつきがあるときは，無理せずに安静にしようと心がけている
- 4日間排便がないことを気にしていたが，理学療法を開始してからは排便がみられ，安心している

❌ すべて「情報」であって，「解釈・判断」ではありません!!

2 情報関連図　お手本【3】 → P.36

❌ 患者・家族の情報が文章で書かれていて，図式化されていない

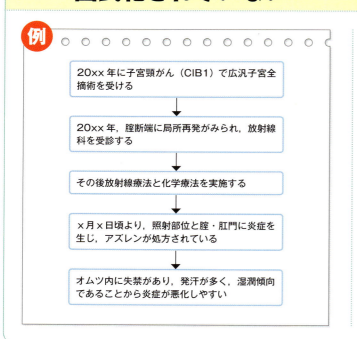

例のように文章で記載すると，文章を読まなければどのような状況かわからず，病態や何に対してどのような治療を行っているのか，一見でわかりにくいです．もう少し短い言葉にして，経過と因果関係がわかるように図式化します．

「風が吹けば桶屋が儲かる」的な記載となっている

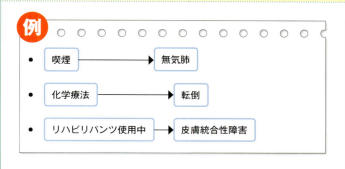

「風が吹けば桶屋が儲かる」というのは，「風が吹くと砂埃のために目を病む人が多くなり，失明すれば音曲で生計を立てようと三味線を習う人が増え，三味線の胴に張る猫の皮の需要が増えるために猫の数が減少し，猫が減ればねずみの数が増える．ねずみは桶をかじるため桶が売れるようになり，桶屋が儲かる」ということわざです．つまり，それくらい，可能性の低い因果関係を無理矢理つなげているような場合があります．

喫煙している人はなぜ無気肺になるのでしょうか？ 言い換えると喫煙していたらみんなが無気肺になってしまうのでしょうか？ 情報の関係性がわかるように表すことが必要です．因果関係がきちんとわかっていると，E-Pで患者さん・家族にわかりやすく説明することができます．

要因が1つだけになっている

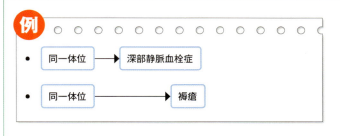

深部静脈血栓症や褥瘡などは安静に伴う二次的な障害ではありますが，安静以外の要因もあります．リスクが高いかどうかは，どれくらいの危険因子をもっているかによるので，それがわかるように示すことが必要です．危険因子を示すことで，何に注意すればよいかが理解でき，看護計画に反映できます．

3 看護問題の抽出　お手本【5】→P.38

✕ 問題だけしか書いていない

例
- 食事管理に関する知識不足
- 内服の自己管理ができない

↓

どうしてダメ？
なぜ問題が起きているのかがわかりません！

一般に，看護問題は「○○に関連した△△」「○○により△△である」というように，問題（△△）だけでなく，それを作り出したり，長引かせている要因を記載します．

ところが，実習記録では，問題の部分しか書いていないことがしばしばあります．例のように「食事管理に関する知識不足」という表現では，なぜ知識不足になっているのかわからず，その先どのような介入につなげていけばよいか見当がつきません．

✕ 同じ意味の言葉を重ねている

例
- 痰の喀出困難に関連した非効果的気道浄化
- 倦怠感に関連した活動耐性低下

↓

どうしてダメ？
適切な援助に結びつけることができません！

「痰の喀出困難に関連した非効果的気道浄化」という表現を平たく言うと，「"痰が喀出できない"ことにより"気道の分泌物が除去できていない"」ということになります．同じ意味の言葉が繰り返されていますね．つまり，「頭痛が痛い」と言っているのと同じような感じです．

「○○に関連した非効果的気道浄化」の「○○」の部分には，"なぜ痰が喀出できないのか"という要因を記載します．たとえば，「水分不足で痰の粘稠性が高い」「炎症により気道分泌物が増加している」「効果的な咳嗽のしかたがわからない」「創部痛により咳嗽ができない」などです．そうすると，適切な援助に結びつけることができます．

✖ 問題の表現が抽象的である

例
- 副作用の出現に関連したADL低下
- 副作用の出現に関連したQOL低下の危険性

↓

どうしてダメ？
期待される成果の設定・具体策の立案や評価ができません！

例にあげたように，「副作用の出現に関連したADL低下」「副作用の出現に関連したQOL低下の危険性」といった表現では，どのような副作用によりADLやQOLが低下してしまうのかがわかりませんし，一体，何による副作用なのかもわかりません．

さらに，「ADL」も，とくにどのような日常生活活動が低下しているのか，具体的に書かないと目標の設定や具体策の立案ができません．また，「QOL低下」は示そうとする範囲が大きすぎて，評価ができません．

副作用により何が阻害されるのか，たとえば読書することができなくなる，活動が制限されるなど，その患者さんが価値をおいていることを具体的に書きましょう．

看護師も書きがち！ "ニセ" 看護診断ラベル

NANDA-Iの診断ラベルにない問題点を，それっぽく書いているものをみかけます．「イレウス発生リスク状態」（→それをいうなら「消化管運動機能障害リスク状態」）とか，「症状悪化リスク状態」などです．

「○○リスク状態」というのは「○○の危険性がある」ということを示しているのはわかりますし，NANDA-Iで実存する問題（診断ラベル）を用いてリスク状態を表すのはかまいませんが，リストにない問題は「○○の危険性がある」と示しましょう．

✖ イレウス発生リスク状態

➡ NANDA-Iでは
「消化管運動機能障害リスク状態」

↓

"イレウス発生の危険性がある" と示しましょう！

ほかにも，現在起きていないことから，さらに今後生じる危険性を問題としてあげているものがみられます．たとえば，「栄養状態の低下が起こることで褥瘡の危険性が生じる」（食欲が低下しているが，まだ低栄養にはなっていない）というような場合です．このような場合に情報関連図で成り行きを書くと，まだ生じていないことが「→」で次々つながっていき，たどっていくとみんな「死」にいたってしまって，収拾がつかなくなってしまいます．

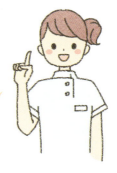

NANDA-I：North American Nursing Diagnosis Association international，北米看護診断協会

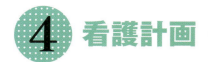

4 看護計画 お手本【6】→P.39

✗ 目標（Goal）が期待される成果と同じようなレベルになっている

- 化学療法の副作用への不安が軽減し，安楽な生活を送ることができるとともに，感染・転倒などを起こさずに過ごすことができる

どうしてダメ？
患者さん・家族が何を希望し，何をめざしているのかわかりません！

Goalは成し遂げるために設定する「目当て」です．患者さん・家族の希望や願いを反映します．期待される成果に比べると，やや抽象的で不確定ではありますが，実現可能であることも必要です．

期待される成果は，問題が改善あるいは解決された状態を示します．例にあげたように，目標の欄に期待される成果と同じようなものをいくつも書き連ねていることがあります．

また，例のように，1つの文の中に複数の目当てが入っていることもみられます．無理につなげず，分けて書きましょう．

✗ 期待される成果の主語が学生自身になっている

- 転倒しないように環境整備ができる
- ○○の症状を早期に発見する
- ADLを向上させる

どうしてダメ？
患者さんが自分ではできないことが書かれています！

患者さん本人が自分でできる状態ではないのに，「転倒しないように環境整備ができる」「○○の症状を早期に発見する」「ADLを向上させる」と記載したような場合は不適切です．

ただし，化学療法を行っている患者さんがセルフチェックにより副作用の症状を早期に発見したり，慢性心不全の患者さんが悪化徴候を自ら発見することを期待する場合のように，状態によっては自分で行えることもあるので，学生には「これは患者さんが自分でやるの？」と尋ねて確認しています．

❌ 期待される成果が問題と不一致

例
- 問題：右片麻痺に関連した入浴セルフケア不足
- 期待される成果：清潔が保持できる

⬇

どうしてダメ？

具体的にどのような状態になればよいのかがわかりません！

　期待される成果を示す場合，2つの要素があげられます．1つは問題が（介入によって）どうなればよいかを示すものです．「〇〇に関連した△△」という問題では，△△がどうなればよいかを示した状態です．もう1つは関連因子が（介入によって）どうなればよいかを示すものです．つまり，〇〇がどうなればよいかを示した状態です．

　ところが，実習記録では，期待される成果が，問題や関連因子に関係のないものになっていることも多いです．

　例のように，問題が「右片麻痺に関連した入浴セルフケア不足」であるのに，期待される成果が「清潔が保持できる」だと，どこまで自分でできるようになることを目指すのかがわかりません．

　また，関連因子の右片麻痺については，麻痺の改善が望める場合は，それを期待される成果にしても構いませんが，看護の視点で考えると，利き手の交換や自助具の使用がどの程度できればいいかを設定したほうが介入しやすく，評価することができます．

❌ 期待される成果が具体的でない

例
- インスリン自己注射の必要性を理解できる
- 食事療法に関する知識を習得することができる
- ADLが向上する

⬇

どうしてダメ？

評価する人によって見解が変わってしまいます！

　例にあげた「インスリン自己注射の必要性を理解できる」の「理解できる」とはどのような状態を指すのでしょうか？　また，「食事療法に関する知識」とは，どのような知識でしょうか？　「知識を習得した」と評価するには，患者さんのどのような言動から判断すればよいでしょうか？　「ADLが向上する」も，何がどこまでできればよいのでしょうか？

　このように，期待される成果は具体的に示さないと，評価する人によって見解が違ってきてしまいます．

期待される成果が，退院後でないと評価できない内容になっている

- （化学療法の副作用である白血球の減少に対して）感染の予防行動がとれる

どうしてダメ？
退院前に評価することができません！

化学療法のために入院する場合は，白血球の減少が生じる前に退院となることが多いです．そのため，例にあげた内容では，入院中に評価ができません．感染予防に関して，退院するまでに何ができたらよいか，評価可能な期待される成果を設定する必要があります．

また，「指導された摂取カロリーを守ることができる」とした場合は，入院中は治療食が出されているので，間食をしたり，持ち込み食を食べたりしないということで，指導された摂取カロリーを守っているかどうかを評価することができます．

しかし，これが退院後のことを示しているのであれば，家庭訪問をして確かめるか，外来で確認しなければ，評価することができません．入院中に評価可能な期待される成果にすることが必要です．

看護計画が問題や期待される成果と不一致

- （回復期にあってバイタルサインは安定している患者さんで）バイタルサインの測定

どうしてダメ？
それを観察しても期待される成果を評価できません！

実習記録では，観察項目の1番目が「バイタルサインの測定」となっていることがよく見られます．

循環動態が不安定な患者さんであれば，何をするにもまずバイタルサインの測定が必要かもしれませんが，回復期にあってバイタルサインが安定している患者さんでは，日常生活の援助を行うたびにバイタルサインを測定する必要はありません．

先に述べたとおり，期待される成果は，問題が解決・改善された状態，あるいは現状維持，関連因子が軽減・解消した状態を設定します．したがって，看護計画は，問題や関連因子を観察する内容でないと不都合が生じます．

✗ 看護計画の具体策が具体的でない

例
- 食生活の注意事項を説明する
- 移乗動作を介助する

↓

どうしてダメ？
援助方法の内容・手順が統一できません！

病棟で看護師が立案する看護計画は，標準看護計画やNOC，NICの使用により抽象的な表現になっています．しかし，学生は計画を具体的に書くように要求されます．学生の場合は，まだ頭に思い浮かべただけでは，実際にベッドサイドで援助ができるわけではないからです．

「バイタルサインを測定する」という項目1つとってみても，どのタイミングで測定するのか，どのような測定値で何を判断するのか，具体的に書かれていなければなりません．

また，例にあげたように，「食生活の注意事項を説明する」とする場合では，食生活の何について，どのような教材を用いて，どのように説明するのか記載する必要があります．かかわる人によって説明内容が異なると患者さん・家族が混乱するからです．

ほかにも，車椅子への移乗の介助も同様で，車椅子をベッドのどこにどういう角度で設置し，どのような手順で移乗してもらうかなど，具体的に記載します．病棟内の看護師ばかりでなく，理学療法士や作業療法士とも方法を統一しておかないと，患者さんは混乱し，移乗動作獲得の遅れにつながることもあるからです．

よくある質問！
「個別性がない」ってどういうこと？

学生のうちは，病棟のカンファレンスの際に，指導者から必ずといっていいほど，「看護計画の具体策に個別性がない」といった指摘を受けるでしょう．なぜ個別性がなくなってしまうのでしょうか？

よくあるのが，「資料の丸写し」になっている場合です．患者さんは女性なのに，男性にしか生じないような観察点を資料のまま書いている学生もいます．

看護計画に個別性を出すポイントとしては，上の項目であげたように，具体策を具体的に書くと，かなり個別性が含まれるようになります（p.60～63学生の疑問参照）．

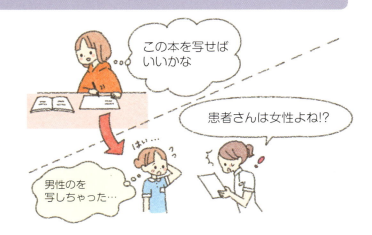

NOC：Nursing Outcomes Classification，看護成果分類
NIC：Nursing Intervention Classification，看護介入分類

5 経過記録

お手本【7】→ P.40

✗ 「S」と「O」が対応していない

例
- S：（パンフレットを用いた説明に対し）よくわかりました
  A：指導内容は理解できている．退院後の実施は可能と考えられる

↓

どうしてダメ？
主観的情報だけでは，正確に判断ができません！

的確な判断・評価をするためには，主観的情報（S：subvajective data）と客観的情報（O：objective data）を対にして収集することが必要です．

たとえば，「痛くないです」「大丈夫です」と患者さんが言っていても，病状が進行していることもあるからです．

例のように，「S：（パンフレットを用いた説明に対し）よくわかりました」「A：指導内容は理解できている．退院後の実施は可能と考えられる」とだけ書いていることはないでしょうか？

Oとして話を聞いているときの患者さんの姿勢や態度，質問の有無，こちらの問いかけへの反応などを追加しないと，本当に理解できているかも，退院後に実際に行ってもらえるかも，不明となってしまいます．

アドバイス

SOAPは問題点ごとに記載しましょう！

経時的な記録をSOAPで記載している実習記録を見かけることがあります．SOAP形式で記録を書くことをPOSと勘違いしているのかもしれません．

POSでは，問題が確定し，問題ごとにSOAP形式で記載するという構成になっています．そのため，経時的な記録をSOAPで記載することは適切ではありません．

POS（problem oriented system，問題志向型システム）とは，患者さんの問題点を明確にとらえ，その解決を論理的に進めていくという考え方です（p.7参照）．①基礎データ，②問題リスト，③初期計画，④経過記録，⑤要約記録があり，これらにのっとって記録がされます．④の経過記録をSOAPで記載します．

実習記録の書き方

❌ 看護計画と関係なく「S」「O」「A」「P」を記載している

例

- 問題：化学療法に伴う活動量低下に関連した便秘
  期待される成果：排便が1日1回あり、腹部の不快感がない
  S：お腹の調子はいつもと変わらない。便秘が気になって夜眠れない
  O：午前中はほぼ眠っている
  A：腹部の不快感はないが、日中眠っていることから倦怠感や疲労感が生じていると考えられる
  P：夜間、睡眠がとれるように工夫する

看護計画を立案し、それに基づいて援助を実施するとなると、実施前に実施が可能かどうかを判断します。そして、援助によって患者さん・家族が期待される成果に到達したかどうかを評価するために、実施中・実施後の状態を把握します。それをSOAPで記録します。

本来は、看護計画で立案した観察項目のデータを不足なく取り、それを使って判断すればいいはずです。

例にあげた書き方では、「期待される成果：排便が1日1回あり、腹部の不快感がない」という期待される成果について書くはずのところが、睡眠についての内容に変わっています。

もし、「倦怠感が軽減し、活動量がもとに戻る」という期待される成果であればこれでよいかもしれませんが、そうすると、問題も変えないとなりません。

このように、「A」では期待される成果に到達しているかどうかを判断する、ということを意識しないと、問題に当てていた焦点がずれてしまいます。

どうしてダメ？

問題に当てていた焦点がずれてしまいます！

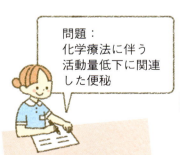
問題：化学療法に伴う活動量低下に関連した便秘

便秘が気になって眠れなくて……

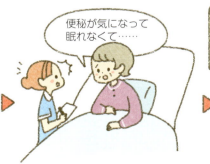
P：夜間、睡眠がとれるように工夫する

問題は便秘じゃなかったの？

実習記録・看護計画

✗ 「O」に「A」，「A」に「O」が書いてある

例

- O：血圧156/98mmHgと依然高めである
- O：追視，顔の触覚・痛覚を確認したところ問題なかった
- A：患者は排便がみられないことを気にしている
- A：患者はトイレに移動する際，点滴が引っ張られていることを気にしていない

どうしてダメ？

事実なのか，学生が考えたことなのかが区別できません！

例のような記載は，実習の初期によくみられます．何が事実で何が考えたことか区別ができないことと，何を書くべきかわかっていないことにより，このような書き方をしてしまいます．

「O：血圧156/98mmHgと**依然高めである**」「O：追視，顔の触覚・痛覚を確認したところ**問題なかった**」という表現には，**判断**が含まれています．

さらに，「A：患者は排便がみられないことを気にしている」「A：患者はトイレに移動する際，点滴が引っ張られていることを気にしていない」という表現はO（客観的情報）です．Aには本来，期待される成果に到達できたかどうかを記載すべきです．

アドバイス

自分の反省はアセスメントではありません！

学生がケアを実施した際には，ケアの準備が悪いとか，手順が悪いとか，コミュニケーションがうまくとれないとか，いろいろ課題が出てくると思います．しかし，それを「A」として書いている人を見かけます．自分の反省や感想は所定の欄があるので，必ずそこに記載しましょう．

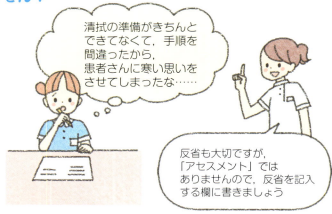

6 看護計画の実施・評価

お手本【8】→ P.41

✗ 患者さん・家族の変化のみについての評価となっている

例

<評価>
ノンスリップマットを使用し，左手でフォーク・スプーンを持って食事を摂取する。摂取に要する時間が徐々に短くなっており，利き手交換により食事動作は自立にいたった。

看護計画の評価では，期待される成果を達成できたかどうかと，達成できた場合・できなかった場合の要因を記載します．

達成した場合は，達成できた要因を明らかにすることで，次に同じような問題を抱えた患者さん・家族の援助に役立てることができるからです．

達成できなかった場合は，達成を阻害した要因を明らかにすることで，現在の看護計画を継続するのか，追加・修正を行うのかを判断することができるからです．

例にあげたように，患者さん・家族の状態の変化を示すだけでは，こうしたことができません．そのため，援助する者のかかわり方，援助方法についても評価することが必要です．

どうしてダメ？
期待される成果を
達成できた要因がわかりません！

よくある質問！

「日々の記録と連動していない」ってどういうこと？

看護計画に基づいて援助をする際は，その日その日での評価をし，それをSOAPで記録します．

右の例では，「A」に「左側の刺激にも反応可能と考える」とあるのに，「T-P」の1-①が「右側から声をかける」のままになっています．

また，「P」で計画の追加・修正が示されていても，それが，看護計画には反映されていないこともあります．これでは，ほかの人が援助を行うとき，変更が反映されません．「P：看護計画継続」という場合は，看護計画はそのままとなります．

✗ 日々の評価で計画変更の必要性が見い出されても，看護計画を修正しないとほかの人が行う援助に反映されません！

(日々の記録)
A:左半側無視が改善してきている。左側からの刺激にも反応可能と考える。
(看護計画)
T-P
1. 適切な刺激を与える
①無視のない右側に立ち，右側から声をかける
②顔を左側に向けるように促す

計画の項目1つひとつに対して評価を書いている

看護問題：心不全により普段通りの活動が困難である
期待される成果：呼吸困難，バイタルサインの著変を生じずに階段昇降ができる

例 看護計画	実施評価
＜O-P＞ 1．心不全の症状 ①バイタルサインの測定 ・脈拍：微弱，増加 ・血圧：低下 ・呼吸：増加の有無 ②呼吸状態 ・息苦しさ，起坐呼吸，喘鳴，咳嗽，痰，断続性副雑音の有無 ・SpO₂ ③心音 ・Ⅲ音聴取の有無 （以下省略）	1-① ＜実施＞　バイタルサインの測定を行う． 5/9〜12 脈拍80〜88回/分（結滞1〜2回），血圧126〜138/68〜78mmHg，呼吸22〜14回/分 5/13〜15 脈拍76〜82回/分（結滞1〜2回），血圧136/70mmHg，呼吸18〜20回/分 ＜評価＞ 脈拍数の増加・血圧の低下はなく経過した．呼吸数は徐々に正常な値に近づいている． 1-② ＜実施＞呼吸状態の観察を行う． 5/9〜12 「安静にしていると息苦しさはない」，活動後息切れがみられる．咳嗽はときどきみられる．SpO₂ 安静時96〜98％，活動後93％ 5/13〜15 活動後の息切れが軽度みられる．咳嗽・喀痰ほとんどない．SpO₂安静時96〜98％，活動後96％ ＜評価＞ 活動時の息苦しさおよびSpO₂のデータは徐々に改善してきている． 1-③ ＜実施＞　心音を聴取する． 5/9〜11　Ⅲ音聴取される． 5/12〜15　Ⅲ音は聴取されない． ＜評価＞ Ⅲ音は聴取されなくなっている．

どうしてダメ？

問題が解決したのか，期待される成果に到達したのかがわかりにくくなってしまいます！

　看護計画を立案する際には，評価日を設定します．それは，期待される成果の達成予定日となります．その日よりも前に患者さん・家族の状態が変化すればその時点で看護計画の評価をします．

　評価の際に，例のように，立案した項目1つひとつにどうだったのか結果と評価を書いていることがあります．<u>本来は計画全体（期待される結果）に対し，1つの結果を記載して評価をします</u>．

7 サマリー

お手本【9】 ➡ P.42

✕ 経過がわかりにくい

例

他院で内視鏡検査を受け，胃潰瘍と診断されて入院となった．入院時の血糖値は178mg/dLでインスリン注射を開始した．内科病棟に入院し，絶食で輸液が開始された．インスリン開始後，血糖値は130～140mg/dLで経過した．低血糖症状はみられなかった．入院後は心窩部痛や悪心・嘔吐の症状はみられず経過していた．入院後，潰瘍部の生検で胃がん（Stage ⅡA）であることがわかった．患者に検査結果を話すと，抑うつ状態となり，精神科を受診した．その後も血糖値は安定していた．手術目的で消化器外科病棟へ転棟となった．

どうしてダメ？
単に時系列に書かれているため，何が問題で，どうなったのかがわかりにくいです！

　入院までの経過は看護記録にまとめられているので，それを写せばなんとかなります．しかし，例にあげたように，自分が担当していた期間にどのような経過をたどったかを，単に日にちだけを追って記載すると，ごちゃごちゃでわかりにくくなります．

　そのため，日にちだけを追うのではなく，患者さんの状態（問題）別に経過を追って書くと，整理されてわかりやすくなります．

アドバイス
サマリーはA4判1枚にまとめよう！

　サマリーとは「要約」のことで，一般的にはA4判1枚にまとめます．しかし，数ページに及んでしまう学生を見かけます．そうなるともはや，サマリーとはいえません．

　適切に要約できるよう，何度も書いて練習していきましょう．

✕ 行った援助とその結果，継続すべき援助がわかりにくい

例

\# 管理方法を知らないことにより，心不全急性増悪の再発の危険性がある

＜実施・評価＞

塩分と水分の摂り方，感染予防，休息のとり方，セルフチェックの方法を説明すると，「何をすればよいかだいたいわかりました」との発言がみられた。管理の必要性と方法の概要は理解できた。

どうしてダメ？

今後，どの部分にどのように継続して介入すればよいかわかりません！

サマリーには看護計画の実施・評価をコンパクトにしたものが反映されます．たとえ看護計画の実施・評価が記載されていても，コンパクトにする段階で省略しすぎると伝わりません．

何を記載し，何を省略するかは，添削してもらって学習する必要がありそうです．

よくある質問！
看護サマリーってどんなもの？

患者さんが退院したり，ほかの病棟に転棟したりする際に「看護サマリー」を作成します．看護サマリーは在宅，外来，他病棟などの次の看護の場においても継続的な援助を行えるように，必要な情報をまとめるものです．多くの場合，看護計画の立案に責任をもつプライマリ看護師が作成します．

看護サマリーには，患者さんの基礎情報（氏名・年齢・住所・連絡先など），既往歴，現病歴（治療経過を含む），使用薬剤，ADL，取りあげた看護問題とその実施・評価，残されている看護問題，継続すべき援助などが記載されます．

看護サマリーの作成における評価としては，目標（Goal）の評価と，看護問題に対する実施・評価を行って記載することになります．看護問題に対する実施・評価は，看護計画のフォームに記載されたものをコンパクトにして転記します．そのうえで，残されている看護問題，継続すべき援助を記載します．退院の場合は，入院期間中の目標達成度の評価を記載します．

石川ふみよ：看護過程の解体新書．Nursing Canvas Book 2, p.101, 学研メディカル秀潤社，2015．より引用

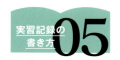

事例に基づいた各記録のお手本

ここでは，次の事例に基づいた各記録のお手本を掲載します．
ここまでで学んできた内容を振り返りながら確認していきましょう．

> **事例**
>
> Aさん，女性，56歳，診断名：左変形性膝関節症 人工膝関節置換術
> 40歳になったころから立ち上がり，歩きはじめなどに膝に痛みを生じていた．休むと痛みはとれていたが，徐々に階段の昇り降りがきつくなり，48歳のときに受診した．
> 変形性膝関節症の診断を受け，ヒアルロン酸の関節内注射を受けてきた．1年ほど前から安静にしていても痛みがとれず，変形が目立って，平地も歩行しづらくなったため，医師のすすめで手術を受けることになった．

- お手本【1】1日の行動計画
- お手本【2】アセスメント（情報収集と解釈・判断）
- お手本【3】情報関連図
- お手本【4】目標
- お手本【5】看護問題の抽出
- お手本【6】看護計画
- お手本【7】経過記録
- お手本【8】看護計画の実施・評価
- お手本【9】サマリー

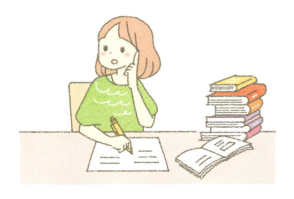

お手本【1】 1日の行動計画

- その日，自分が学習として**何を目指すのか**明確にする
- **何時に何を行うか**明確にする
- どの場面で，**誰にどのような支援を依頼するか**明確にする
- **どのような根拠に基づき，何を，どのように実施するのか**明確にする
- 1日の実習を終えて，**学習目標の達成と課題**を明確にする

本日の実習目標：（左人工膝関節置換術）術後1日目の状態を観察し，異常の早期発見，合併症の予防のための援助を実施する

時 間	実施項目	内　　容	実　施	評　価
8:00	・申し送りを聞く ・患者に挨拶する			
9:00	・情報収集を行う ・行動調整を行う	・術後，夜間の状態（バイタルサイン，出血，疼痛，呼吸器合併症の徴候，睡眠状態）		
10:00	・バイタルサインの測定 ・合併症の観察 　［看護師とともに実施］ ・膀胱留置カテーテル抜去見学	・手術侵襲による発熱，出血（創部・ドレーン），血圧・脈拍の変動の有無 ・創部・膝外側の観察（疼痛・腫脹，熱感） ・疼痛（visual analogue scale［VAS］使用）の変化 ・深部静脈血栓症・肺血栓塞栓症の徴候（腓腹部疼痛・腫脹，胸部痛，息苦しさ）の有無 ・下肢の腫脹，皮膚色（蒼白，チアノーゼ）		
11:00	・全身清拭（全身の観察） 　［看護師とともに実施］	・手術時の圧迫部位（肩甲骨部，椎骨棘突起部，仙骨部，肘部，踵部）の発赤，腓骨神経麻痺の徴候（足趾・足関節の背屈困難）		
12:00	・配膳 ・下膳（摂取状況の観察） 　［許可を得て実施］ ＜昼休憩＞	・腹部の状態（腹部膨満感，腹部膨満，腸蠕動音，排ガス・排便の有無） ・摂取量・腹部症状（腹部膨満，悪心など）		
13:00	・口腔ケア 　［見てもらいながら実施］	・ベッド頭部を挙上して，セッティングする ・口腔内の状態（乾燥，食物残渣の有無）		
14:00	・バイタルサインの測定 ・合併症の観察 　［看護師とともに実施］ ・車椅子への移乗［見学］	・午前中と同様 ・膀胱留置カテーテルの抜去後，排尿の有無，尿量・尿の性状 ・移乗動作，呼吸状態の観察		
15:00	・下肢の関節運動 　［見てもらいながら実施］ （10:00～16:00まで2時間ごとに体位の調整を行う）	・両足関節の背底屈運動（20回），continuous passive motion［CPM］の実施状況，下肢の観察（腫脹，冷感・チアノーゼ，足趾・足関節の背屈困難）		
16:00	・カンファレンス			

アドバイス

内容は，看護計画立案後は問題点ごとに記載します．実施・評価を問題ごとに書くためです．その場合，実施項目にも（　）を付け，（　）内に問題番号を記載しておくと，わかりやすいです．

実習指導者 担当教員	評価 術後1日目の状態について教科書・参考書で調べたが，合併症のことに注目しすぎ，全身麻酔の影響についてはあやふやであった．指導者からのアドバイスによって観察を行うことができた．深部静脈血栓症の予防として足関節の運動は促すことができたが，明日から歩行が開始されるため，それに対応した援助を計画する必要がある．

お手本【2】アセスメント（情報収集と解釈・判断）

- **何を解釈・判断するか**に基づいて必要な**情報を意図的に収集**して記載する
- 情報の欄には，**主観的情報と客観的情報**を記載する（解釈・判断を記載しない）
- 解釈・判断の欄には，**情報から考えたこと**を記載する（情報のまとめ，援助内容は書かない）

		解釈・判断：
健康知覚／健康管理	**主訴：** 左膝が痛い．右側も多少は痛いが左ほどではない． **入院目的：** 左側の人工膝関節置換術を行うため． **入院までの経過：** 40歳になったころから立ち上がり，歩きはじめなどに膝に痛みを生じていた．休むと痛みはとれていたが，徐々に階段の昇り降りがきつくなり，48歳のときに受診した．変形性膝関節症の診断を受け，ヒアルロン酸の関節内注射を受けてきた．1年ほど前から安静にしていても痛みがとれず，変形が目立って，平地も歩行しづらくなったため，医師のすすめで手術を受けることになった． **現在の病気について医師からの説明，そのとらえ方：** 「遺伝や老化，肥満が関係して膝の変形が起こっている．体重を減らさないとだめだと言われていたんですが，なかなか減らなくて．平らなところも痛くて歩きづらくなってきたので，手術したほうがいいだろうと言われました」「手術をすれば痛みも取れるし，歩けるようになるというので手術をお願いしました．孫の面倒をみるのに動けないと困るので，手術で歩けるようになるなら，助かります．先生から合併症の話は聞きました．それを心配してもしかたないですからね．予防のしようもないし…」 **既往歴：** 48歳：高血圧で内服開始する． **これまでの全体的な健康状態：** 「医者から膝の負担を減らすために体重を減らすように言われた」 「食事には気をつけてきたつもりだけど，なかなか減らない」 「お菓子は好きなので，どうしても食べてしまう」 **健康管理法：** 「体調が悪いとそのつど病院を受診してきた」 **健康維持・増進のためにやりたいと思っていること：** 「お菓子を食べる量を減らす」 **外観：** 太っている **喫煙習慣：**あり　**喫煙の程度：**10 本／日（24歳～，32年） **飲酒習慣：**なし　**飲酒の程度：**　　／日・週 **使用薬剤：** 痛みが著明なときにロキソニンを内服していた アムロジンOD錠（5mg）　1錠　朝食後 **特異体質：** なし **感染症：**HB（－）HCV（－）Wa-R（－）HIV（－）MRSA（－） 梅毒定性（RPR法）（－）　梅毒定量（TPLA法）（－） **その他関連情報：** 入院時に売店で弾性ストッキングを購入する． 妹さんが持参したお菓子を食べている． 間食を看護師に注意されると「食べちゃだめなの？」と言う． BMI 28.3	・左膝の疼痛と運動制限の改善を希望して，手術のリスクも承知のうえで，自らの意思により手術を選択することができている． ・BMIでは1度の肥満であり，これが膝の変形や高血圧に関与していることが考えられる． ・減量の必要性は理解できているが，食事の管理が十分でなく，膝の疼痛によって運動が妨げられているため，減量できていない． ・肥満は，術後，置換した人工関節の緩みの要因となり，また右膝の変形を進める要因にもなるため，改善が望ましい． ・肥満は，深部静脈血栓症や呼吸器合併症，術中の体位による皮膚損傷の要因ともなる． ・32年に及ぶ喫煙歴があり，全身麻酔による手術では呼吸器合併症のリスクがある． ・術後合併症に関してそれほど深刻にとらえている様子や予防に積極的に取り組む様子はないため，リスクがある．

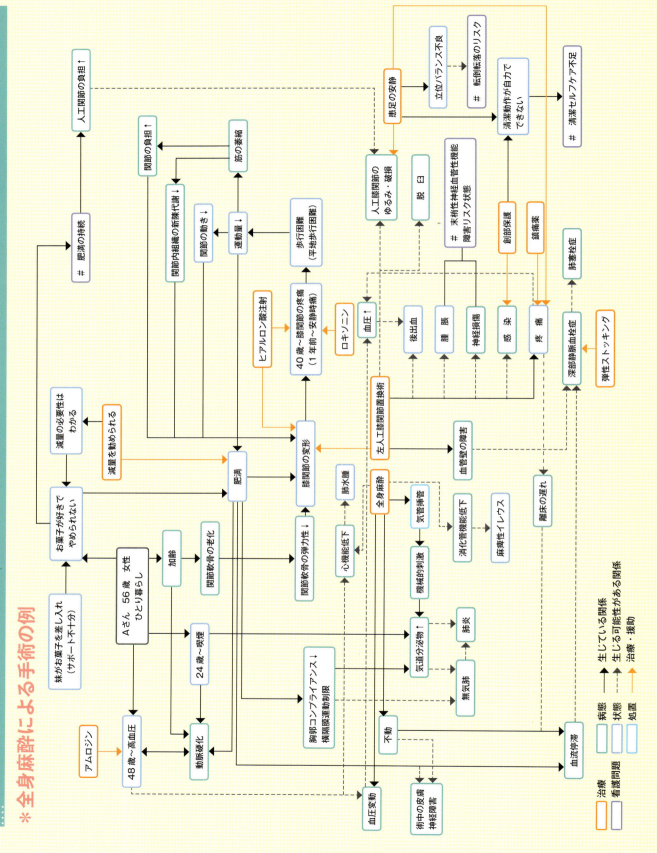

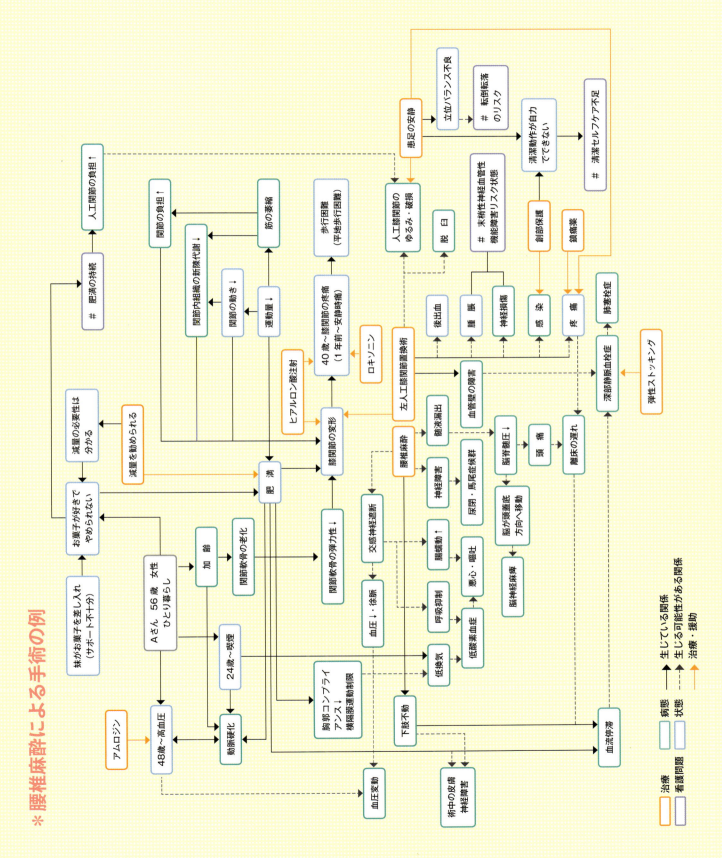

お手本【4】目標

- 患者・家族の希望をふまえつつ，実現可能な目当てとする
- 退院後の生活を見据えて設定する
- 主語は患者・家族とする

目標
・左膝の疼痛が軽減し，歩行による活動範囲が拡大する．
・減量に成功し，体重を維持することができる．

お手本【5】看護問題の抽出（問題リスト）

- 関連因子＋問題で示す
- 初期アセスメントによる問題リストは，優先する順に番号をつける
- 問題点の表現を具体的にする

月　日	#	問　題　点	解　決　日
5月26日	1	（ND）末梢性神経血管性機能障害リスク状態　術中止血帯の使用，整形外科を受けたことにより明らか	6月2日
5月26日	2	（ND）創部保護・可動域制限に伴う代償動作獲得途上に関連した清潔セルフケア不足	6月6日
5月27日	3	（ND）転倒・転落リスク状態　立位バランス不良であることより明らか	
6月3日	4	食生活の管理不足によって肥満が持続するリスクがある	

アドバイス

問題リストには優先順位をつけていきます．

アドバイス

「問題となった原因」，「問題を長引かせている要因」をきちんと記載します．

ND：nursing diagnosis，看護診断

お手本【6】看護計画

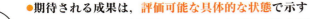

- 関連因子または問題が，介入により維持／改善した状態で，期待される成果を設定する
- 期待される成果は，評価可能な具体的な状態で示す
- 期待される成果を評価するために，必要な項目を観察項目に入れる
- 観察結果と直接的ケア・教育指導を連動させる
- 期待される成果に到達できるような，直接的ケア・教育指導を立案する
- 評価日を設定する

問題：創部保護・可動域制限に伴う代償動作獲得途上に関連した清潔セルフケア不足
期待される成果：安全な動作でシャワー浴を実施できる

立案日	具 体 策
5月26日 評価日： 6月6日	O-P 1. 清潔動作の実施状況 　①衣服の着脱 　　ベッド端または椅子に座って行っているか 　　健(右)側から脱ぎ，患(左)側から着ているか 　②下肢を拭く際または洗う際，しゃがみこんでいないか 　③浴室では滑らないように配慮しているか 　④避けたほうがよい動作に関する知識 2. 清潔動作(清拭またはシャワー浴)に伴う症状 　①疲労感 　②息切れ，心拍数の増加 3. スムーズな動作に関連する要因 　①患(左)側下肢の筋力(MMT) 　②患(左)側膝の屈曲の程度 　③患部の疼痛，筋肉痛 　④立位時，動作時のバランス T-P 1. 清潔動作(清拭またはシャワー浴)の介助 　①術後3〜4日までは清拭を行う(背部・下肢を介助) 　②術後3〜4日以降，創部に異常がなければ，創部をカバーしてシャワー浴を行う 　③抜糸後，創部に異常がなければ創部を保護せずにシャワー浴を行う 　④衣服の着脱時，体を拭く際または洗う際，動作がうまくとれそうにない場合に介助する 2. 活動耐性を向上する 　日中，休憩をはさみながら活動時間を増やす 3. 下肢の可動性を向上する 　①訓練がベストコンディションで受けられるよう，スケジュールの調整を行う 　②PTから病棟で行う訓練を聞き，一緒に行う 　③歩行開始後は，訓練の入っていない時間帯に，病棟内の歩行を一緒に行う E-P 1. 清潔動作で避けたほうがよい動作をとっていれば，必要性とともに説明する 　①転倒および脱臼防止のため足を組んだり，しゃがみこんだりしない 　②ズボンやパンツは必ず椅子に座って着脱する 　③靴下も椅子に座って着脱する 　④ズボン，パンツは健側から脱ぎ，患側からはく 　⑤浴室に入る(浴槽に入る)際には，健側の足から入る 　⑥下肢を洗う際は，椅子に座って行う 2. 清潔動作で疲労感や呼吸の促迫が見られるようであれば，活動耐性を向上することで動作が容易になることを説明し，活動を促す 3. 下肢の可動性向上が順調でない場合は，訓練を促す 　①患肢の状態やリハビリテーションに関する患者の訴えを傾聴する 　②病棟でのトレーニング目標を設定し，達成できたら認める 　③可動性や筋力，動作の容易さが向上したら，それを認める

アドバイス

必要時には具体的な介助の手順を記載したものを用意し，1日の行動計画で示します．

MMT：manual muscle testing，徒手筋力テスト

お手本【7】経過記録

point
- 問題ごとに、SOAPで記載する
- 「S」と「O」を対応させて記載する
- SOAPの「A」は期待される成果の到達状況を評価する

アドバイス：その日の優先順位に沿って記載します。

アドバイス：問題点ごとに記載します。

時間	実施項目	内容	実施	評価
8:00	・申し送りを聞く ・患者に挨拶する		#2 清潔セルフケア不足 S：機械を使うときは痛いです。それ以外は痛みはありますが、なんとかがまんできます。 O：左膝のCPM 45° ベッド端に座り、背部と下肢の清拭を介助する。 立位になり、パジャマのズボンと下着を着脱する。 立位時、ふらつきはない、柵につかまり、別の手で膝までズボンを下げ、座り直して右側から脱ぐ。 S：体を拭いてさっぱりしました。疲れはありません。	A：まだ清拭で、下肢は介助により行っている段階であるが、回避すべき動作は守れている。 P：下肢を拭く動作は、転落する危険がなければ自分でできるところを増やしていく。
9:00	・情報収集を行う ・行動調整を行う	#2 清潔セルフケア不足（看護計画参照） 観察：衣服の着脱動作、下肢の疼痛、可動域、立位時のバランス 提供：ベッド端または椅子に座って清拭行為実施後の疲労感 援助：ベッド端または椅子に座って背部と必要時下肢の清拭を介助する 指導：ズボン・下着を脱ぐ際、下肢を拭く際にしゃがまないことを説明する		
10:00	・バイタルサインの測定 ・症状の観察（#1）	#3 転倒・転落リスク状態（看護計画参照） 観察：ベッド周囲の環境、ベッドのストッパー・柵 車椅子のストッパー、パジャマのズボンの丈 下肢筋力、左膝の疼痛、可動域 立位バランス、移乗動作、歩行動作 援助：環境整備、移乗動作の見守り、歩行時のつきそい 指導：転倒に気をつけるよう声をかける		
11:00	・清拭の介助（#2） ・歩行器で洗面（#3）			
12:00	・配膳（車椅子または椅子） ・移乗動作の観察（#3） ・下膳（摂取状況の観察）			
13:00	＜昼休憩＞	#1 末梢神経血管性機能障害リスク状態 観察：排泄部位疼痛、腫脹、皮膚色（蒼白、チアノーゼ） 活動状態、水分摂取状況 指導：日中の活動を促す 症状があったらすぐに伝えるように説明する		
14:00	・歯磨き（歩行器で洗面所） ・歩行状態の観察（#3） ・症状の観察（#1）			
15:00	・PT訓練 ・実施状況の観察（#2）	その他 ・感染徴候の観察：体温、創部の状態（発赤、腫脹、疼痛、熱感の有無）、CRP値		
16:00	・カンファレンス			

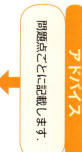

CPM：continuous passive motion apparatus、持続的他動運動装置

お手本【8】看護計画の実施・評価

- 評価日に**看護計画全体を評価した内容**を記載する
- 期待される成果に**到達できたかどうか**を記載する
- 期待される成果に**到達できた要因／できなかった要因**を記載する

実 施 ・ 評 価

アドバイス：SOAPで記載してもかまいません．

5/26～28
＜実施＞
「機械(CPM)で動かすときは痛いけど，それ以外は大丈夫」と言い，清潔動作時に疼痛の訴えはない．5月26日(術後2日目)より歩行訓練開始する．初回はふらつきあり，疲労感を訴えるが，5月28日にはゆっくりであるが，疲労感の訴えなく歩く．左股関節の屈曲時MMT 4，CPM 45°～75°となる．
5/26～28はベッド端に坐位となり，清拭を実施する．背部と下肢を介助する．パジャマのズボン，下着の着脱について説明すると，脱ぐときは立位になり膝まで下ろしてから座って右側から脱いでいる．はくときは左側からはいている．清拭後，疲労感の訴えはない．
＜評価＞
まだ清拭で，下肢は介助を受けている状態であるが，回避すべき行動は守ることができている．明日よりシャワー浴の予定があるため，引き続き動作の状態に合わせて介助を行い，安全な動作を行えるように援助していく．

5/29～6/4
＜実施＞
創部を保護してシャワー浴を実施する．
「創部痛はない」「左膝を曲げるときにちょっと痛いが，がまんできる」と言う．浴室の椅子に座り，パジャマのズボンと下着の着脱を行っている．右側から脱ぎ，左側からはいている．浴室でも椅子に座り，下肢を洗っている．
歩行器から杖歩行に変えるが，スムーズに歩くことができ，病棟内の歩行では「疲労感はない」と言う．
＜評価＞
シャワー浴でも回避すべき動作は守ることができている．ほとんど自分でシャワー浴を実施することができる．明日抜糸が予定されているため，抜糸後のシャワー浴の動作を確認する．

アドバイス：何ができていて，何ができていないのか，その要因も含めて記載．

6/6
＜実施＞
抜糸後，創部の保護をせずにシャワー浴を実施する．
椅子を使って，1人で実施することができる．
＜評価＞
1人で安全な動作によりシャワー浴を実施でき，期待される成果に到達することができた．清拭の段階から，パジャマのズボンと下着の着脱の仕方，下肢の拭き方に注意するように説明しながら援助したことで，安全な動作が身についたと考えられる．

問題解決とする．

アドバイス：立案項目1つに対する評価ではなく，看護計画全体に対する評価を記載します．

お手本【9】サマリー

- 患者・家族の治療経過，状態の経過をわかりやすく記載する
- 患者・家族の問題とそれに対する介入，介入に対する患者・家族の反応の経過をわかりやすく記載する
- 期待される成果の達成状況，残された問題，継続すべき介入について記載する

患者： A氏　　男性・⦿女性　　56歳　　診断名：左変形性膝関節症　人工膝関節置換術(5/25)

<経過>

40歳になったころから立ち上がり，歩きはじめなどに膝に痛みを生じていた．休むと痛みはとれていたが，徐々に階段の昇り降りがきつくなり，48歳のときに受診した．変形性膝関節症の診断を受け，ヒアルロン酸の関節内注射を受けてきた．1年ほど前から安静にしていても痛みがとれず，変形が目立って，平地も歩行しづらくなったため，医師のすすめで手術を受けることになった．

5月25日に全身麻酔下で人工膝関節置換術を施行した．肥満があり，術後，深部静脈血栓症の危険性があったが，術後1日目に車椅子乗車，2日目よりPT訓練を開始し，エドキサバントシル酸塩水和物錠の内服により，症状はみられず経過した．また，感染の徴候はみられていない．術後CPMを使用して膝関節は75°屈曲可能となり，術後2週目より杖歩行を行っている．ADLもほぼ自立している．

回避すべき肢位については理解できており，院内の生活においては安全な動作ができている．入院時BMI 28.3で肥満（1度）であった．現在もBMI 27.6であり，退院後に食事管理ができないと膝への負担が続き，人工膝関節の緩みや右膝の変形性膝関節症悪化につながる．

<受け持ち後の経過>

#1　末梢性神経血管性機能障害リスク状態　整形外科手術を受けたことにより明らか
　　　期待される成果：深部静脈血栓症，左下肢の血流障害，腓骨神経麻痺の症状がみられない

<実施>

入院時より体重は4kg減少したが，肥満（1度）は変わらない．術直後より下肢の関節運動を開始し，フットポンプによる加圧，弾性ストッキングの着用を行った．足関節の運動の必要性と方法を説明すると，自ら行っていた．また，「水分を摂らないと血液が固まりやすくなる」と言って水分摂取を行っていた．

術後1日目に車椅子乗車，2日目よりPT訓練を開始した．左膝の疼痛はCPMの訓練時に著明であったが，歩行時の疼痛は軽度であり，離床できた．術後2週間，エドキサバントシル酸塩水和物錠の内服を行った．腓腹部の疼痛，呼吸困難など深部静脈血栓および肺血栓塞栓症の症状はみられず経過した．また，術後，左下肢の腫脹がみられたが，1週間後より改善し，皮膚色の変化，冷感などの症状はみられなかった．左足部の背屈は可能で，下腿の外側から足背および足趾背側にかけての感覚鈍麻の訴えはなかった．

<評価>

足関節運動，弾性ストッキング，離床，水分摂取，内服などにより，深部静脈血栓，左下肢の血流障害，腓骨神経麻痺の症状は生じずに経過し，期待される成果を達成することができた．予防に関して必要性と方法を説明したことで，患者自ら取り組むことができたことも要因と考える．

(#2, #3　省略)

<継続すべき介入>

実際に退院後の生活で安全な動作をとることができているか，体重コントロールに努めているか確認し，強化・フォローしてください．

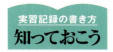

学生の記録（実習記録）と看護師の記録（看護記録）の違いって？

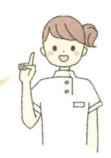

学生の記録は学習のために行うので，当然，看護記録との違いがあります．

　実習記録は「実習記録はなんのために書くの？」(P.6～)で述べたように，実習目標達成のための内容や方法です．そのため，情報関連図や日々の行動計画など，看護記録にはない要素が含まれています．

　看護師になったら，情報関連図や1日の行動計画を書かなくていいと思うと「やった！」と思う人もいるかもしれませんが，看護師は情報関連図を頭の中で書いているはずです．

　また，看護師は複数の患者さんを担当するため，1人の患者さんに1枚ずつの行動計画を書いてスケジュールを管理するのは逆に難しいです．

　一方，看護記録は，日本看護協会の看護業務基準に，「看護実践の内容及び方法とその結果は記録する」という項で『看護実践の記録は，看護職の思考と行為を示すものである．看護実践の内容等に関する記録は，ほかのケア提供者との情報の共有や，ケアの継続性，一貫性に寄与するだけでなく，ケアの評価及びその質の向上に加え，患者情報の管理及び開示のために貴重な資料となる．看護職は必要な情報を効率よく，利用しやすい形で記録する』と記されています．

　このように，日本看護協会が示した看護記録の機能は，

> ①看護の実践を明示する
> ②患者に提供するケアの根拠となる
> ③医療者間および患者・医療者間の情報交換のための手段となる

です．それ以外にも，

> ④施設がその設立要件や診療報酬上の要件を満たしていることを証明する
> ⑤ケアの評価やケアの向上開発の貴重な資料となる
> ⑥医療事故や医療訴訟の際の法的資料となる

などの機能が指摘されています．

　実習記録と決定的に異なるのは，④と⑥でしょう．③は，実習グループのメンバー，実習指導者，担当教員と情報を共有すると読み替えれば，実習記録にも類似した機能がありますね．

　以前は，看護学生が実習指導者の監視下で直接看護記録を記載することがありましたが，⑥にもある通り，医療事故等の際に法的資料として採用されることがあるため，今は実際の看護記録を記載することはないと思います．

　「最新看護学教育ガイダンス　臨地実習編」には，『学生は実習中に看護記録を書くが，あくまでも学内所定の用紙を用いるべきであって，学習施設で看護師が記録する看護記録そのものに，たとえサインであっても記入させてはならない』と記されています．とはいえ，実習記録であっても患者さん・家族の個人情報を取り扱うという点では，十分な注意が必要です．

第2章

看護計画の立て方

01　看護計画はなんのために立てるの？
02　「看護師の看護計画」と「学生の看護計画」
03　看護計画にかかわる用語を整理しよう
04　看護計画はどのように計画立案したらいい？
05　実習指導者に指摘される計画　あるある
06　学生の疑問　「具体的」「個別性」って？

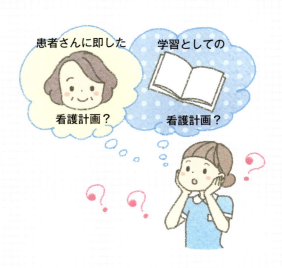

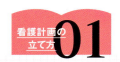

看護計画は**なんのため**に立てるの？

［看護計画は，一貫した援助を行うために必要］

日本看護協会看護業務基準[1]には，『看護実践の方法』として，次のことが示されています．

- 看護を必要とする人に個別的な看護を提供するためには，健康状態や生活環境を査定し，援助を必要とする内容を明らかにし，計画立案，実行，評価という一連の過程が必要である．
- 看護実践の一連の過程の記録は，看護職者の思考と行為を示すものである．吟味された記録は，他のケア提供者との情報の共有や，ケアの連続性，一貫性に寄与するだけでなく，ケアの評価やケアの向上開発の貴重な資料となる．

つまり，「看護計画は個別的な援助を提供するために必要であり，一貫した連続的なケアを提供するために，記録として残す」ということになります．

患者さんにかかわる看護師は1人ではありません．プライマリナーシングという看護方式をとっている場合も，1人の看護師が完全に24時間，患者さんの対応をすることはできないので，アソシエートナースとよばれる看護師と交替でかかわります．その際，アソシエートナースはプライマリナースが立案した看護計画を見て，同じように援助を実施します．

最近，導入が進んでいるパートナーシップナーシング（PNS）方式でも，ペアの看護師が協力して担当する患者さんの看護計画を立案します．

チームナーシング方式をとっているところでは，チームメンバーが同じように援助を実施するために，看護計画は不可欠です．

［学生の実習記録（看護計画）は，思考の評価の対象になる］

一方，看護学生が看護計画を立案するのは学習の一環であるため，看護師が立案する看護計画とは若干異なるところもあります．

私たち教員や実習指導者が看護学生の思考を評価する際は，①質問に答えてもらう，②記録物（レポートを含む）を見る，③ベッドサイドでの実践を見るなどの方法をとります．

日本看護協会看護業務基準では「看護実践の一連の過程の記録は，看護職者の思考と行為を示す」ということが示されています．同様に看護学生の実習記録も，思考を示すものとして，評価のうえで大きなウェイトを占めます．

このため，臨地実習で実習指導者から最も注目されるのは「看護計画」ではないでしょうか．実習指導者が「患者さんの状況を正しく理解し，必要な援助を説明できる」という評価の視点から学生の実習状況を把握するとき，看護計画を見れば，それが一目瞭然だからです．

つまり，患者さんの状況の理解は，①目標の設定，②問題の抽出と優先順位の設定，③期待される成果の設定，④具体策，に反映されるということです（p.47 表1）．

PNS：Partnership Nursing System，パートナーシップナーシング

表1　教員や実習指導者が評価するポイントと，学生にとって難しい点

1 目標の設定

☐ **患者さん・家族の意向が実現可能であることを判断しているか**
- ➡ 患者さん・家族の意向と，それが実現可能かを判断した結果を反映した目標設定は難しい．
- ➡ 現実的にはどの時点を想定して目標設定をすればよいのかに迷う．

2 問題の抽出と優先順位の設定

☐ **（急性期では）患者さんの状況に合った問題になっているか**
- ➡ 手術を受けた患者さんや，心筋梗塞，脳卒中などを発症して間もない急性期にある患者さんを担当したとき，日々の状態に合わせて看護問題を抽出するのは難しい．
- ➡ 典型的な経過をたどる疾患や治療法の場合，個別の問題をみつけることは難しい．

☐ **（慢性期では）これまでの生活習慣や治療管理の経過をふまえた看護問題となっているか**
- ➡ 慢性疾患での追加治療や病状の悪化に伴う薬物療法の調整などで入院した患者さんを担当した場合は，これまでの患者さんの生活習慣，価値観などを考慮して問題を抽出する必要がある．抽出された問題と優先順位でそれを示すのは難しい．

3 期待される成果の設定

☐ **患者さんの状態を理解したうえで設定しているか**
- ➡ 抽出した問題に対し，介入した結果としてどのような状態になればよいかを設定する際も，患者さんの状態を理解していることが必要になる．介入開始時の患者さんの状態と短い時間でつながるような成果の設定は難しい．

4 具体策

☐ **教科書や参考書のままでなく，患者さんの状態に合わせた具体策になっているか**
- ➡ 最も患者さんの状態の理解が反映されるのは具体策といえる．教科書や参考書をそのまま写したような具体策では，患者さんを理解し，患者さんに必要な援助を考えたとは認められない．実習指導者や教員のいうような「個別性のある」具体策を立案するのは難しい（p.61参照）．

まとめ

看護計画の立案は，患者さんに適切な援助を実施するための手引書を作ることが本来的な目的．学生の場合は，思考過程を評価するためのものでもある．

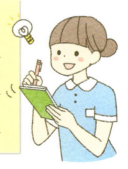

看護計画の立て方 02
「看護師の看護計画」と「学生の看護計画」

臨床現場の看護師も看護計画を立案しています．しかし，看護学生のようにデータベースアセスメントをしっかり行って，そこで明確にされた問題について看護計画を立案する，という流れを記録していない施設もあります．**看護師は，頭の中でデータの分析を行って問題を抽出している**のだと思われます．

それ以外にも，看護師が行っている計画立案と学生が行っているそれには，異なる点があります．

看護師は，患者さんに**クリニカルパス**や**標準看護計画**を適用することが多く，それが困難な患者さんもしくは状態（一部の看護問題）に関して，個別の看護計画を立案しています．

看護師が実際に患者さん・家族に行っている援助は，問題に対応したものばかりではありません．問題があるから行うのではなく，その疾患なら，その治療法なら当然行うべき援助があります．

つまり，すべての患者さん・家族に対し，あらゆる看護問題を抽出して個別の看護計画を実施するわけではないということです．

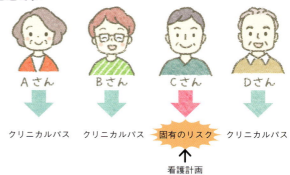

看護師はクリニカルパスや標準看護計画を適用する

クリニカルパスの適用

クリニカルパスとは，疾患・治療・検査別の標準治療計画表に基づいた医療の管理法のことです．医師，看護師，その他の医療職が患者さんの治療計画を共有することにより，安全な医療を提供し，医療の質を向上させることを目的としています．

クリニカルパスは，病院または病棟で組織的に実施しているか，患者さんの状況によって使い分けており，適用は医師の判断によります．

標準治療計画表には，最終的に患者さんが目指す最適な状態（目標）と，それに到達するための"期待される成果（Outcome）"，標準的な検査，治療，処置，食事，安静度などが継時的に記載されています．

看護に関しては観察項目（Outcomeの評価）とタスク（介入）が決められており，それを実施します．

標準看護計画の適用

標準看護計画とは，ほとんどの患者さんにあてはまる基本的な看護計画のことです．疾患，症状，検査，治療，看護診断，潜在的合併症（共同問題）に対応したものがあります．

患者さんのアセスメントを行った結果，個別に対応すべき問題がない場合は，その疾患，あるいは検査や治療法における基本的な援助を実施するために，標準看護計画を用いることがあります．

また，アセスメントの結果，看護問題が明らかになり，具体策の部分に標準看護計画を用いるということもあります．

個別に対応する必要があって看護問題を抽出した場合は，具体策も個別に立案すべきところですが，具体策の基本形はあるのです．それを患者さんの状態に合わせて，追加・修正しながら用います．NANDA-NOC-NICのリンケージだと，NICの部分にあたります．看護学生が看護計画を立案する際にも，参考にできます．

NANDA：North American Nursing Diagnosis Association，北米看護診断協会
NOC：Nursing Outcomes Classification，看護成果分類
NIC：Nursing Interventions Classification，看護介入分類

電子カルテを利用する場合

NANDA-NOC-NICのリンケージを使って看護計画を立案している施設では，問題，期待される成果，具体策は，コンピュータに入れられた共通言語を使用して表現されます．そのため，「個別性がある」とは感じにくい表現の看護計画になっています．

固有の計画と標準看護計画の併用

多くの患者さんは，個別に看護計画を立案することが必要な部分と，標準看護計画を適用できる部分をあわせ持っています．両方を組み合わせて援助計画を立てている場合も多いと思います．

ただし，標準看護計画は，個々の患者さんについて記録化していないこともあります．また，<u>潜在的合併症</u>（p.56参照）に対する看護計画は，異常の早期発見が主になるので，観察項目をフローシートに記載するだけとする施設もあります．

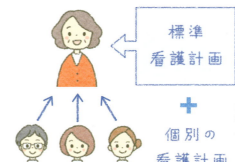

臨床の看護師は，標準看護計画を適用することが多く，個別に対応する必要がある問題にのみ看護計画を立案している

［学生の看護計画は「学習の一環」］

一方，学生は，学習の一環として看護計画を立案します．そのため，たとえば受け持ち患者さんで術後合併症のリスクがそれほど高くなくても，学習のために合併症に関する問題を取りあげ，計画立案することがあります．この場合，実際には術後合併症のリスクが少ないわけですから，「個別性のある看護計画」を立案できなくてもしかたありません．

そういうとき，看護学生にとっては，実習において自分がどんな位置づけで看護計画を立案しているのか，わかりにくいかもしれません．

指導されている内容が理解しにくい場合は，自分が今，なにを学んでいるのか，目的を実習指導者や指導教員と確認しておくとよいでしょう．

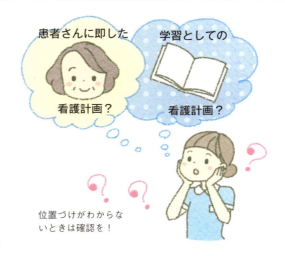

位置づけがわからないときは確認を！

まとめ

看護師は，クリニカルパスや標準看護計画を適用できない患者さんに対して個別の看護計画を立案する．学生は，学習の一環として，看護計画を立案する．

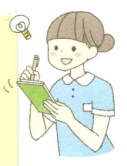

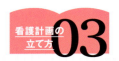

看護計画にかかわる**用語を整理**しよう

[目標（Goal）]

目標とは，広辞苑では「目的を達成するために設けためあて」と示されています．それでは目的はどうなのかというと，「成し遂げようと目指すことがら」と記されています．目的の方が抽象的で上位にあり，「目的を達成するために，何ができるとよいか？」と考えると，**目標は具体性のある目印**といえます．

看護の場合の例を示します．糖尿病と診断された患者さんが「インスリン注射を使わない状態を保つ」という目的をもった場合，退院後の目標や入院中の目標は，**表2**のようになります．

「次の外来受診まで」というような**期限を設けると，目標はより明確になります**．目標を達成するために，下位目標あるいは，時間的に当面の目標というのを設定して取り組むことで，何を行えばよいかが具体的になり，目標の達成が容易になるわけです．

■ 表2　糖尿病と診断された患者さんの目的と目標

目的

「インスリン注射を使わない状態を保つ」

退院後の目標
「血糖値を基準値範囲内で維持する」
「指示された食事を摂取することができる」
「指示された運動を実施することができる」

退院後の目標を達成できるようにするためには

入院中の目標
「血糖コントロールのために，食事療法・運動療法の必要性を説明することができる」
「退院後，どのような食事・運動を行えばよいか述べることができる」

長期目標と短期目標

看護過程では，時間的な違いにより，「長期目標」と「短期目標」の設定を行います．

入院患者さんに対する援助では，在院日数の短縮化に伴い，短期目標が達成されると退院を迎える，あるいは短期目標はほぼ入院中の目標になっているのが現実だと思います．

退院したあとの数週間〜数か月の目標を設定し，そのために入院中に何ができればよいかと考えると，外来での継続看護につながります．

長期目標（Long-term goal）
➡ 比較的長期間（数週間〜数か月）に目指す（健康）状態
短期目標（Short-term goal）
➡ 比較的短期間（数日〜1，2週間）に目指す（健康）状態

数週間〜数か月
長期目標

数日〜1，2週間
短期目標

退院

退院後
外来通院中

問題（Problem）

問題解決法では，「達成すべき目標がなんらかの障害物によってはばまれたとき，人は問題に直面したと感じ，その障害を克服しようとさまざまな方法を試みる」という過程を問題解決過程とよんでいます[2]．

ここでいう問題は障害物になります．あるいは，目標（あるべき姿）と現実（実際の姿）とのギャップを問題としているものもあります．

看護過程についてみると，患者さん・家族には「病気になる前と同じように，症状のない状態で生活を送る」「治療によって今までより楽に日常生活活動を行えるようになる」などと，**目指す健康状態（目標）があり，その到達をはばむ障壁が看護問題**ということになります．

アルファロによると，右のような点が「診断」（すなわち看護問題）として指摘されています[3]．

アルファロによる「看護問題」

- 安全や感染に関するリスク
- 上位資格の専門職による評価が必要な徴候と症状
- 看護師や医師の管理を必要とする，実際に起きている，または起きる可能性のある健康問題，危険因子
- 現時点でははっきりしていないが，継続して調査が必要な問題
- すでにわかっていて，取り組まなければならないニーズ
- 患者さんの人的・物的資源，強み，健康行動
- とくに問題はないが，さらに増進できる健康状態

「よりよくしたい」ことも問題になる

アルファロは，不足していることばかりではなく，強化すべき健康状態をも問題としています．

患者さん・家族が現在，治療が必要な状態にはなく，「現在の健康状態を維持する」「今よりもさらに健康的な生活を送る」というような目標を持っている場合は，現在の健康状態の維持・向上を推進することがらが問題となります．看護診断では「ヘルスプロモーション型看護診断」といいます．

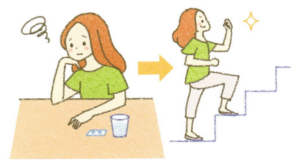

治療が必要なことなど，不足していることだけでなく

現在の健康状態を維持・向上することも含む

期待される成果（Outcome）

期待される成果は，解決策を実施することにより生じる状態のことです．今からの介入によって数日〜1,2週間のあいだに患者さん・家族がどのように変化するのかを予測して設定します．

目標と異なるのは，期待される成果は問題に対応させて設定するということです．

つまり，**①問題状態自体がどのようになればよいか，②問題に関連している要因がどうなればよいか**，の2点から設定します．

まとめ

目標は，「目的を達成するために何ができるとよいか」ということ．問題は，「目標の達成をはばむ障害」のこと．期待される成果は，「問題や，問題に関連している要因がどうなればよいか」ということ．

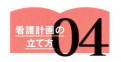

看護計画はどのように計画立案したらいい？

[目標の設定]

目標は，**患者さん・家族がどうしたいのか，どうなりたいと思っているのかを確認したうえで，実現可能か検討して設定します**．

患者さん・家族に確認する際は，右の①のような質問をして患者さん・家族の意思を確認するとよいでしょう．もちろん，質問の仕方は，相手の状況に合わせて工夫します．

次に，短期目標を検討します．右の②のような質問をしてみるとよいでしょう．患者さん・家族が掲げた目標の実現が難しい場合は，そのことを告げて，修正をはかります．

たとえば，脳梗塞によって片麻痺を生じ，医学的には後遺症が残ると診断されている場合に，患者さん・家族が「麻痺がなくなり，もと通りの生活を送る」という目標を掲げたとします．

患者さん・家族がそのような希望をいだくことは当然のことです．発症して間もない時期は実際にどこまで回復するかわからないので，全否定することはできません．しかし，短期間で麻痺の改善が難しい場合は，後遺症をもって生活することを考えてもらうように方向づける必要があります．

① 患者さん・家族の希望を確認

- ○○と診断されて入院されたということですが，今後，どのような状態で生活できたらよいと思いますか
- ○○の診断で△△の治療を受けるわけですが，どのような状態になることを望んでいますか
- □□という状態になれたらよいと思いますか

② 短期目標を検討

- どのような状態で退院できるとよいと思いますか
- この2週間でどこまでできるようになることをめざしますか
- △△という治療で，◇◇という合併症（副作用）が起こりやすい状態になります．それを起こさないようにしていきたいと思いますが，よろしいでしょうか？

[目標の表現]

目標の表現は，**患者さん・家族が主語**となります．入院患者さんの場合，長期目標は病棟に勤務する看護師（実習の場合は看護学生）ではなく，外来看護師や，患者さん・家族自身が評価することになります．そのため，担当者が交替しても評価できるように，わかりやすく表現する必要があります．

短期目標は，確実に設定した本人が評価を行います．そのため，評価可能な表現にしましょう．

一般に，**目標は「認知領域」「情意領域」「精神運動領域」という3側面で設定**します．患者さん・家族の状況をふまえて，**表3**のような表現を参考にして設定するとよいでしょう．

■表3　目標の表現

認知領域	情意領域	精神運動領域
教える	表現する	実際にやってみせる
論じる	分かち合う	練習する
見分ける	聴く	実施する
述べる	意思を伝える	歩行する
リストアップする	関係をもつ	
調べる		

問題の抽出

　患者さん・家族の問題は，まず，初期アセスメントといって，看護師であれば入院時，看護学生であれば受け持ち時にデータベースを用いてアセスメントを行い，その結論として抽出します．

　データベースは，看護理論をもとにして作成している場合や，ゴードンの機能的健康パターンのように，NANDA-Ⅰの診断ラベルにたどり着くように開発されたもの，施設がこれまでの経験や慣習をもとに独自に開発したものなど，さまざまです．どのデータベースも大概はカテゴリ（枠組）があり，そのカテゴリで**どのようなことを判断するために，どのような情報を収集すればよいか**が決められています．

　情報収集項目は示されているのに，「どのようなことを判断すればよいか」が明確になっていない場合は，まず，それを確認してから情報を収集する方が効率的です．**「どのようなことを判断すればよいか」は，病態，治療法，設定した目標などにより決まってきます．**

　とりあえず情報をとっても何を判断してよいかわからないと，ポイントがずれたり，いたずらに時間を消費してしまったりすることにつながります．ポイントがずれていなければ，情報を解釈・判断した結論が問題になります．

　目標によって取りあげる問題を検討します．たとえば，車椅子への移乗や車椅子の操作がおぼつかない状態を問題とするかどうかについて考えてみます．

　車椅子で生活することを目標（Goal）としている場合は，「移乗能力障害」「車椅子移動障害」という問題を抽出して移乗動作や車椅子操作の確立を目指します．

　しかし，杖歩行を目標としている患者さんの場合は，車椅子の使用は一時的なものであるため，「転倒転落リスク状態」という問題に対する具体策の中で，安全に移乗動作をできるように援助すればよいということになります．

　初期アセスメントで問題を明らかにしたあとは，**日々の援助の中で，当初抽出した問題が変化していないか，新たな問題が生じていないかを判断し，必要に応じて問題の追加・修正を行っていきます．**

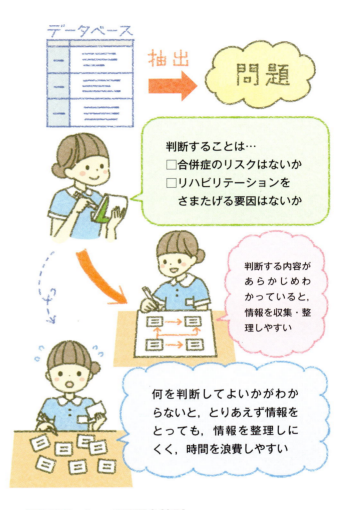

■ **目標によって問題を検討**

統合による問題の明確化

初期アセスメントでは，データベースのカテゴリごとに情報をまとめて解釈・判断するので，それぞれのカテゴリで抽出された問題はいくつにもおよび，**あるカテゴリで抽出された問題が，別のカテゴリで抽出された問題の関連因子や危険因子になることもあります**．

たとえば，ゴードンの機能的健康パターンをデータベースとして用いて，活動／運動のパターンで「非効果的気道浄化」が抽出され，認知／知覚のパターンで「急性疼痛」が抽出されたとします．創部の痛みがあって効果的な咳嗽ができないためにうまく痰を喀出できないという状態で，疼痛そのものを問題として取りあげる必要がなければ，「急性疼痛」は「非効果的気道浄化」の関連因子として吸収することにします．

このように，患者さん・家族の問題は，初期アセスメントの結果を統合して明確化します．

■抽出された問題が別の問題の関連因子になる場合

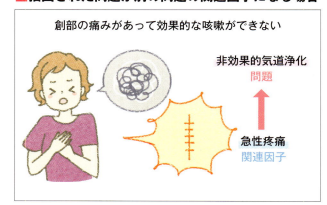

創部の痛みがあって効果的な咳嗽ができない

非効果的気道浄化 問題
急性疼痛 関連因子

問題の表現

問題解決の過程では，**問題の表現を，解決する人が理解しやすい，あるいは処理しやすい表現に変える**ことが非常に重要な意味をもっているといわれています[4]．何を目指してどのようなことを行えば，問題解決に結びつくか明らかにするためです．

問題の表現は，「**原因(○○)＋実存する問題(△△)**」「**要因(□□)＋潜在的な問題(◇◇)**」のように表します．

脳卒中で片麻痺となった患者さんがADLの向上を目指す場合のような前向きな問題の表現方法に決まりはないのですが，筆者は「●●獲得／向上の途上にある」という表現をするよう指導をしています．

NANDA-Ⅰを用いて問題を表す場合は，問題と関連因子や診断指標と組み合わせて表現します．

■問題の表現

- ○○により△△となっている
  原因　実存する問題
- □□により◇◇を生じる危険性がある
  要因　潜在的な問題

■前向きな問題の表現

- ●●獲得／向上の途上にある

■NANDA-Ⅰによる問題の表現

問題焦点型問題
- △△に関連した○○　□□であることより明らか
  関連因子　　　　問題　診断指標

リスク型問題
- ○○リスク状態　◇◇であることより明らか
  問題　　　　　危険因子

ヘルスプロモーション型問題
- ○○促進準備状態　□□であることより明らか
  問題　　　　　　診断指標

問題の妥当性の検討

NANDA-Iを用いる場合は，以下の点を確認しながら問題を確定します．

- 診断ラベルの定義を読み，患者さん・家族の状態と定義が一致するか
- 問題焦点型問題（実存する問題），ヘルスプロモーション型問題（p.51参照）の場合は，診断指標の複数が該当するか
- リスク型問題（潜在的な問題）の場合は，危険因子の複数が該当するか

NANDA-Iを用いない場合は，教員や実習指導者に相談したり，カンファレンスで話し合ったりして問題の妥当性を検討します．

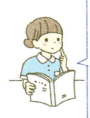

「安全／防御
非効果的気道浄化」

診断指標であてはまるのは…

■ 咳が出ない
■ 呼吸副雑音
■ 過剰な喀痰

NANDA-Iを用いるときは，定義に一致するか，診断指標または危険因子が複数該当するかを確認する

看護問題を表す共通用語

電子カルテ化が進み，看護用語の標準化はますます必要になっています．標準化とは，看護師が取り扱っている問題や行っている援助などについて，共通理解が得られるよう，その用語が示す定義を明確に表し，合意形成をはかるというものです．

日本では，看護問題を表す共通用語として，北米看護診断協会（NANDA-I）の看護診断分類，看護実践国際分類（ICNP）が紹介されています．ICNPには看護現象・看護行為・看護アウトカムが含まれています．米国の看護師協会が認定している用語分類のシステムには，ホームケア用の診断と介入を示しているソバ分類（HHCC），地域看護用の診断・介入・アウトカム分類であるオマハシステム（OS），周手術期の診断・介入・アウトカム分類であるPerioperative Nursing Dataset（PNDS）など，他にもあります．現在，日本で看護問題を共通用語で表すとすると，ほとんどがNANDA-Iとなっていると思いますが，それがすべてではないのです．

［問題の優先順位の決定］

問題が確定したところで，目標に照らして，どの問題を優先的に取り扱うかを決めます．

優先順位の決め方の例
- マズローの欲求段階説（右図）を用いて最下層の欲求（生理的欲求；生命維持のための欲求）に関連した問題から優先順位をつける
- 生命の危険度の高い問題から取り組む
- 患者さん・家族の希望を尊重して取り組む
- 解決が容易な問題から取り組む
- ほかの問題の根源になっている問題から取り組む

自分なりの根拠を示して優先順位をつけますが，教員や実習指導者に相談したり，カンファレンスで話し合ったりして決定するとよいでしょう．

■マズローの欲求段階説

自己実現（あるべき自分，自己成長したい）

自我欲求（他人から認められたい，尊敬されたい）

親和欲求（集団に属する，仲間として愛されたい）

安全欲求（身の安全，健康，経済的安定）

生理的欲求（食事，睡眠，排泄など本能的欲求）

ICNP：International Classification for Nursing Practice，看護実践国際分類
HHCC：Home Health Care Classification，ソバ分類
OS：Omaha System，オマハシステム

期待される成果

期待される成果は、以下の2つの視点で設定します。

- 介入により問題状態がどうなればよいか
- 介入により関連因子あるいは危険因子がどうなればよいか

看護上の問題で設定する**期待される成果の主語は患者さん・家族ですが、潜在的合併症（PC）の場合は、看護師を主語とします**。表現には目標で示した**表3**（p.52）を参照するとよいでしょう。NANDA-Ⅰを用いる場合は、NOCにリンケージしてNOCで示すこともできます。

潜在的合併症は、疾患または治療法により生じる危険性のある合併症です。**患者さん・家族や看護師が予防できるものは看護上の問題とすることができますが**、心筋梗塞後の合併症として生じる不整脈や人工股関節全置換術後の関節内部の感染など**早期発見しかできないものは、潜在的合併症として問題にします**。カルペニートの二重焦点臨床実践モデル[5]では「**共同問題**」と同義です。

その場合は、「○○を起こさない」というような医師と共同の成果目標を設定するか、看護師を主語として「（看護師が）○○の異常を早期に発見し、最小限にする」という期待される成果を設定します。

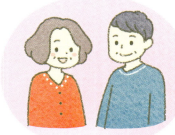

■潜在的な看護問題の例

例）
感染リスク状態
出血リスク状態
誤嚥リスク状態
転倒転落リスク状態

■潜在的合併症（共同問題）の例

例）
心臓の術後合併症
・心拍出量低下
・律動異常
・無気肺、肺炎

期待される成果の主語は、

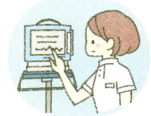

患者さん・家族

潜在的合併症は、

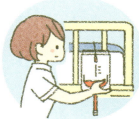

看護師が異常を早期発見する必要がある！

まとめ

患者さん・家族の希望から目標を設定し、アセスメントから問題を明確化して優先順位をつけ、介入により問題や問題の関連因子がどのようになるかという内容で期待される成果を設定する。

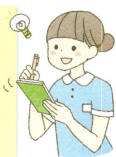

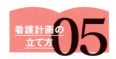

実習指導者に指摘される計画 あるある

看護学生Aさんが立案した看護計画の例をもとに解説していきます．

■ **看護学生Aさんが立案した計画**

\# 術後，立位バランス機能低下により転倒・転落の危険性がある
期待される成果：転倒・転落の危険性を理解し，転倒予防行動がとれる

❶ 問題と期待される成果が不一致

O-P	①バイタルサインの測定 ②疼痛の有無，程度 ❸-a 本当に必要？ ③離床時間 ④夜間の睡眠時間は十分か ⑤ベッド周囲の環境は安全か ⑥履物はぬげやすくないか ⑦ADL低下の程度
T-P	①安全な病室環境に整える ②移乗の際は，ベッドの右側に車椅子を設置する ③見守りながら歩行訓練をする ④ナースコールを手の届くところに置く ❸-b 本当に必要？
E-P	①転倒の危険性があることを説明する ②ふらつきがあるときは，ナースコールを押して看護師を呼ぶように説明する ③移動の際，固定されていないものにつかまらないよう説明する

❷ 項目の設定が系統的でない

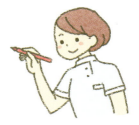

❶ 問題と期待される成果が不一致

この患者さんは左大腿骨頸部骨折で接合術を受けました．術後の臥床および患側安静保持により立位バランス機能が低下しており，移動時，再度転倒・転落の危険性があるため，この問題を抽出しました．

①立位バランス機能低下 ➡ ②転倒・転落 であれば，
　　要因　　　　　　　　　　潜在的な問題

「①が改善する」，「②が生じない」という期待される成果になります．

「転倒・転落の危険性を理解し，転倒予防行動がとれる」という期待される成果は，「転倒・転落の危険性が認識できていないことにより，安全な行動がとれない」というような問題の場合に設定するもので，問題と一致していません．

❷ 項目の設定が系統的でない

必要な項目が記載されておらず，不要な項目が記載されています．

「問題→期待される成果（①問題現象の変化〔維持〕，②原因や寄与因子の変化）→具体策」という流れになるので，少なくとも下のような点が計画されている必要があります．

系統的に記載できると漏れがなくなると思うのですが，思いつくままに書くと，必要な項目の不足につながります．

O-P	○問題現象が変化しているか（維持できているか）どうかを把握するための項目 ○原因や寄与因子が改善・減少しているかどうかを把握するための項目
T-P	○問題現象を変化（維持）させるための援助項目 ○原因や寄与因子が改善・減少するための援助項目 （O-Pで観察されたらどのように援助するか）

O-P：Observation Plan，観察計画
T-P：Treatment Plan，治療計画　　E-P：Education Plan，教育・指導計画

❸ 本当に必要？

a．もっとも多く見受けられるのは，観察項目の1番に必ずといっていいほど「バイタルサインの測定」を記載している看護計画です．どんな問題に対してもということです．p.60～61で述べるとおり，期待される成果に照らして必要な項目を記載するので，「なんのためにそれを観察するのか」「なんのためにその援助を行うのか」「なんのためにそれを指導するのか」と，自分に問いかけて整理するといいでしょう．

患者さんが全身麻酔で手術を行い，術後初めての離床であるとか，ふらつきを生じるような循環器系の併存疾患がある，服薬をしているというのであれば，離床の前に血圧の測定を行うということがあってもいいと思います．

また，発熱がある，併存疾患として呼吸器疾患があるというのであれば，体温測定や呼吸数・脈拍のチェックも必要でしょう．

しかし，そのようなことがなければ，毎回移動のたびにバイタルサインを測定することは不要です．

b．転倒の危険性について説明することは期待される成果からすると必要ですが，立位バランス機能低下に起因する転倒・転落を起こすことが問題で，患者さんが転ぶ危険のあることがわかっているのであれば，不要です．

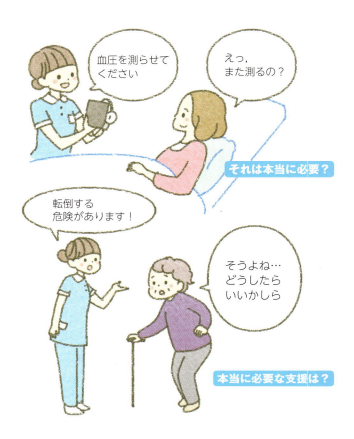

修正後 ⬇

■看護学生Aさんが立案した計画（修正版）

＃　術後，立位バランス機能低下により転倒・転落の危険性がある
期待される成果：立位バランスが改善し，転倒・転落を起こさない

O-P
1．転倒・転落の有無
2．**転倒・転落の要因**
①立位時のバランス
②歩行状態：つま先が上がるか，膝折れしないか
③下肢の筋力
④創部痛の有無・程度
⑤夜間の睡眠，休息がとれているか
⑥疲労感の有無
⑦食事摂取状況
⑧検査データ：Hb

※O-P，T-P，E-Pの見出しが同じ色のものは，観察に基づき，実際にケアしたり指導する点．青字は不足していた項目

O-P

3. 活動状況
①歩行の頻度，距離
②歩行補助具の使用状況
③各ADL，安全な動作であるか

4. 環境
①ベッドの高さ，しっかり固定されているか
②ベッド周囲の物品の存在，床の水濡れはないか
③下衣の丈（すそを引きずっていないか）
④履物をしっかり履いているか

T-P

1. バランス機能低下を補う
①移乗，移動時に付き添い，ふらついたら支える
②睡眠不足や疲労感が強い場合は，杖ではなく歩行器や車椅子を使用する
③Hb低下がみとめられる場合は，臥位からすぐに立位にならないよう坐位でいる時間を設ける

2. バランス機能の向上をはかる
①PTより病室でできる自主トレーニングの指導を受け，疲労が蓄積しない程度に実施する
②徐々に活動量を増やす

3. 環境を整える
①端坐位になったとき，股関節・膝関節90°となるようにベッドの高さを調整する
②ベッドのストッパーをかける
③ベッド周囲の物品を整頓する
④床が水で濡れていないようにする
⑤車椅子は健側（右側）に設置する
⑥車椅子使用時は，ブレーキを確実にかける
⑦ナースコールを手の届くところに置く
⑧歩行時は話しかけない

E-P

1. バランス機能低下を補う
①ふらつきがあるときはナースコールを押して看護師を呼び，移動に付き添ってもらうように説明する
②起立，体の向きを変える，着席するなど姿勢を変えることを性急にしないよう説明する
③下衣の着脱時は椅子に座って行うよう説明する

2. バランス機能の向上をはかる
①筋力の回復・維持が転倒予防に結びつくことを説明する
②自主トレーニングのやり過ぎは逆効果であることを説明する

3. 環境を整える
①ふらつきがあるときは，ナースコールを押して看護師を呼ぶように説明する
②移動の際，固定されていないものにつかまらないよう説明する
③下衣のすそが長い場合は折るように説明する
④履物をしっかり履いていない場合は，しっかり履くように声かけする

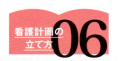

学生の疑問 「具体的」「個別性」って？

「具体的」ってどういうこと？

　教員や実習指導者の中には、個別性を具体性と同じようにとらえている人もいます。そうした教員・実習指導者の指導を受けている場合は、受け持ち患者さんに行っていることを、極めて具体的に書いていくと、「個別性がある計画を立てることができている」と認めてくれるかもしれません。

　しかし、だからといって、学生からしてみると、個別性が理解できたわけではありません。

　具体的とは、誰が見てもわかるようなレベルで書くということです。「誰が見ても実施できるような計画でないとダメでしょ！」という言葉もよく聞きます。これは本章のはじめ (p.46) で述べたとおり、チームメンバーと協力して援助を行うので、「自分1人がわかっていればいい」というものではないということです。表4に例を示します。

　ときに、手順書を求められることがあるかもしれません。看護計画＝手順書ではありませんが、手順書があったほうが、学生は患者さんの負担を減らして安全に援助を行うことができ、教員や実習指導者は援助技術の指導を行いやすくなると思います。

　筆者の大学ではエルゼビア・ジャパンの「ナーシング・スキル日本版」をもとに看護技術を学習しているので、少なくともそれをプリントアウトして、実際の受け持ち患者さんの状態や実習施設の環境に合わせ、追加・修正するように指導しています。看護学生が実習中に行っている作業は膨大であるため、効率のよい方法をとれるようにすることが必要です。

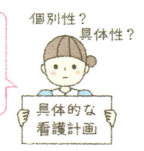

「T字杖を右から出し、次に左足を出し…」

※黒字は標準看護計画．
青字は追加した具体的な内容

■表4　大腿骨頸部骨折で手術後の再転倒の危険性に対する標準看護計画を具体的にする

O-P	①認知機能　➡　意識レベル、会話の成立、注意力、記憶、危険の認知、説明内容の理解度など ②歩行能力　➡　足の上げ方、接地の仕方、歩幅、足の開き方、姿勢の安定性 ③睡眠パターン　➡　睡眠時間、中途覚醒の有無、熟眠感 ④内服薬（ふらつきを生じるものはないか）　➡　内服薬の変更があった場合 ⑤T字杖の使用状況　➡　健側の手で持っているか、杖を持っている側の足のつま先から15cmほど離れた正面方向の位置に杖先を置いているか、杖⇒患側足⇒健側足の順で前に出しているか ⑥栄養状態　➡　食事摂取状況、食欲、BMI、上腕周囲長、腓腹部の周囲長、血液データ（血清Alb値、トランスフェリンなど） ⑦排泄パターン　➡　日中・夜間の排尿パターン ⑧視力、聴力障害の有無 ⑨入浴時の動作（浴槽をまたげるか） ⑩転倒に対する不安な表情、言動の有無
T-P	1．入院中の転倒予防 ①ベッドの高さの調整　➡　端坐位になったとき、股関節・膝関節が90°となる高さにする

T-P

②適切な履物の調整 ➡ スリッパではなく運動靴とする
③歩行補助具の整備 ➡ 歩行器や車椅子は故障のないように点検する
④疲労を避ける ➡ 訓練等の途中でインターバルをとる，疲労感があるときは歩行器や車椅子を使用する
⑤歩行時は見守るか，付き添う

2．退院に向けての整備
①寝具の変更（布団からベッドへ）
②滑りにくい，踵のある靴を用意する
③すその短い衣類を選択する
④浴室にシャワーチェアを設置する
⑤退院後使用する杖を訓練時から使用する

E-P

1．退院後の生活について患者さん・家族に確認する
①T字杖の健側での使用 ➡ O-P参照
②姿勢の保持 ➡ 同じ姿勢（坐位，立位，片足立ち）を保持できるか，バランスが乱れたとき，足関節に力を入れてこらえることができるか，股関節を曲げてバランスをとることができるか，足を一歩踏み出して立位を維持することができるか
③歩行に必要な下肢筋力 ➡ 抵抗を加えても下肢を動かすことができるか
④歩行補助具（杖，歩行器）の必要性 ➡ 必要だということを理解できているか
⑤認知機能の状態 ➡ O-P参照
⑥入院前の活動を継続できるか
⑦合併症，既往歴 ➡ 脳血管障害，パーキンソン病，認知症，関節炎など
⑧不安や恐怖心の有無
⑨自尊心の低下の有無
⑩生活の希望
⑪家族構成，キーパーソン
⑫家族の支援の有無
⑬再骨折や転倒防止の対策
⑭介護サービスの利用

2．上記①〜⑭について必要に応じて指導する

標準看護計画の部分は，粟生田友子編：リハビリ病棟の標準看護計画35．リハビリナース2015年秋季増刊，p.174〜175，メディカ出版，2015．をもとに作成

個別性ってどういうこと？

　実習に行くと，実習指導者から「この看護計画，個別性がないですね」というコメントをよく聞きます．筆者は，「個別性がない」という言葉は極力使わないようにしているので，実習指導者から指摘されるとかなり気になります．
　そもそも「個別性」とは何でしょうか．残念ながら広辞苑には載っていません．対義語としては「一般性」「普遍性」などが考えられるので，個々人の特性（その人だけがもつ性質）ということになるでしょうか．

　一般性については，よく教科書や参考書で，疾患別に，しばしばとりあげられる看護問題と，期待される成果および看護計画が掲載されているので，それを見ればわかると思います．それで，それらをそのまま転記すると「個別性がない」と指摘されます．
　みなさんは「個別性」って，わかりますか？
　私は，生まれて初めて実際に担当する患者さんの個別性を見出すことは至難のわざだと思います．その人が一般型とど

こがどのように違うのか，わかりませんよね．その患者さんだけをみて，その人に必要な援助を見出すことは可能かもしれませんが，それが個別性かどうかは，同じような疾患や治療を行う患者さんを何人か担当するか，カンファレンスでグループメンバーが担当している人と比較してみないとわからないと思います．

私はネコを3匹飼っていますが，1匹目を飼い始めたころは，ネコの個体差はわかっていませんでした．2匹目・3匹目を飼って，エサの食べ方や遊び方などにそれぞれの特徴があることがわかりました．

患者さんは自分と同じ人間なので，理解できなくてはならないのかもしれませんが，学生が実習で看護過程を展開する際は，未知との遭遇くらいのわからなさでしょう．私はそのことを肝に銘じて接したいと思ってます．

しかし，実習指導者や教員は，経験知によって個別性がいとも簡単にわかるので，学生もわかって当然だと思っているか，「個別性がない」と指導すべきだと思っているのかもしれません．今度「個別性がない」と指摘されたら，勇気をもって「ほかの患者さんの例を挙げて説明してもらえませんか」と聞いてみてはどうでしょう．これは，答えをすべて教えてもらうのではなく，考えるヒントをもらうという姿勢です．とはいえ，なにがしかの努力は必要なので，個別性の例を，**表5**に示します．多くの場合，患者さんの生活背景や心理状態，併存疾患の違いが個別性につながります．

以上のことをまとめると，看護計画の立案には系統的に考えるということが必要といえます．

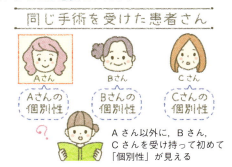

表5　大腿骨頸部骨折で手術後の再転倒の危険性に対する標準看護計画に個別性を加える

Aさん，64歳，男性，併存疾患にパーキンソン病（生活機能障害度Ⅱ度）をもっている．すでに退職し，庭の手入れが趣味

O-P	①認知機能 ➡ 会話の成立，注意力，記憶，思考の速さ，自発性，危険の認知，説明内容の理解度など ②歩行能力 ➡ 小刻み歩行・すくみ現象・加速歩行・突進現象の有無，足の上げ方，接地の仕方，歩幅，足の開き方 ③姿勢と安定性 ➡ 前傾姿勢の有無・程度，同じ姿勢（坐位，立位，片足立ち）を保持できるか ④姿勢反射 ⑤自律神経障害による起立性低血圧の有無 ⑥睡眠パターン ➡ 入眠困難，中途覚醒，早朝覚醒の有無，日中の過度の睡眠の有無 ⑦内服薬と症状の関係（wearing off 現象，on off 現象，不随意運動，せん妄，起立性低血圧など） ⑧T字杖の使用状況 ➡ 表4（p.60）参照 ⑨栄養状態 ➡ 表4 参照（食事摂取状況に嚥下障害を含める） ⑩排泄パターン ➡ 自律神経障害による頻尿，排尿困難の有無 ⑪視力，聴力障害の有無 ⑫入浴時の動作（浴槽をまたげるか） ⑬転倒に対する不安な表情，言動の有無
T-P	**1．入院中の転倒予防** ①ベッドの高さの調整 ➡ 端坐位になったとき，股関節・膝関節が90°となる高さにする ②ベッドマットは硬いものにする ③適切な履物の調整 ➡ 靴をしっかり履いてもらう ④歩行補助具の整備 ➡ 故障がないように整備する，未使用時は病室に置かない ⑤疲労を避ける ➡ 調子がよいと無理をしがちなので，無理しないように声をかける ⑥日内変動がみられたら，症状が悪化している時間帯（○○時～○○時ころ）の運動・歩行を避ける ⑦内服薬の薬効時間（○○時～○○時）に，PT訓練，自主トレーニング，入浴などを組む

※ピンク部分は，表4をもとにAさん特有の記載を追加したもの

T-P

⑧起立性低血圧がみられたら，臥床から端坐位となり，一休みしてから立位になる
⑨歩行時は見守るか，付き添う
　・すくみ現象がみられたら，足踏みをしてから踏み出すよう声をかける
　・小刻み歩行がみられたら，いったん止まってから歩くように声をかける
　・方向転換時は半円を描くように回るよう声をかける

2．退院に向けての整備
①寝具の変更（布団からベッドへ）
②滑りにくい，踵のある靴を用意する
③すその短い衣類を選択する
④浴室にシャワーチェアを設置する
⑤退院後使用する杖を訓練時から使用する

E-P

1．退院後の生活について患者さん・家族に確認する
①T字杖の健側での使用　➡ O-P参照
②姿勢の保持　➡ O-P参照
　・バランスが乱れたとき，足関節に力を入れてこらえることができるか
　・股関節を曲げてバランスをとることができるか
　・足を一歩踏み出して立位を維持することができるか
③歩行に必要な下肢筋力　➡　抵抗を加えても下肢を動かすことができるか
④歩行補助具（杖，歩行器）の必要性　➡　これまでどのような補助具を使用してきたか，今後も必要だということを理解できているか
⑤認知機能の状態　➡ O-P参照
⑥入院前の活動を継続できるか　➡　庭の手入れの継続は可能か
⑦合併症，既往歴
⑧不安や恐怖心の有無
⑨自尊心の低下の有無
⑩生活の希望
⑪家族構成，キーパーソン　➡　妻以外の同居者はいるか
⑫家族の支援の有無　➡　妻を手伝ってくれる人はいるか
⑬再骨折や転倒防止の対策
⑭介護サービスの利用

2．上記①〜⑭について必要に応じて指導する

　以上を読み終えて，看護計画立案の手がかりは得られたでしょうか？
　患者さん・家族の状態は日々変化するので，看護計画も絶えず追加・修正が必要となり，完璧な計画などないのかもしれません．看護過程を学習中の看護学生は，まずは模倣から始めましょう．

そして試行錯誤することにより，習得を目指しましょう．初めて患者さんを受け持つ学生は，「個別性がない」と指摘されても，しかたないのです．個別性を学ぶのが臨地実習です．教員や実習指導者にもそのことに気づいてもらい，みなさんの学びがより深まることを願っています．

第3章
事例展開と練習問題

① **COPDで肺炎を起こした事例**
  ◆練習問題…p.66
  ◆解答を含めた事例展開の全体…p.78
② **食道がんで化学療法を行う事例**
  ◆練習問題…p.89
  ◆解答を含めた事例展開の全体…p.100

> ここまで，実習記録書き方，看護計画の立て方について説明してきました．
> ここではそれに基づいて，2つの事例について看護過程を展開していきます．
> 「練習問題」では，空欄となっているところを自分で考えながら書き込んでみましょう．

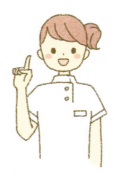

1 COPDで肺炎を起こした事例

 p.66～p.76の各記録について，☐の部分を考えて書き込んでみましょう．
解答はp.78～を見てください．

アセスメント（情報収集と解釈・判断）

データベースシート

一般状態		
受け持ち患者氏名： A氏	性別：男性	年齢：59歳
入院日時： 20XX 年 10 月 XX 日 XX 時 XX 分		
入院時の様子： 独歩 ストレッチャー （車椅子） 救急車		
診断名： COPD（肺気腫）Ⅱ～Ⅲ期，肺炎		

Ⅰ 健康知覚-健康管理

主訴：
呼吸困難

入院目的：
COPD急性増悪の症状改善・肺炎治療，生活指導

入院までの経過：
56歳で肺気腫と診断される．
1週間ほど前から風邪症状があり，2日前より38℃台の発熱がみられていた．食欲も低下し，食事がとれなくなってきた．咳嗽・喀痰が増加し，トイレまでの歩行でも強い呼吸困難を自覚するようになった．10月XX日，外来を受診し，胸部X線検査を行った．その結果，肺炎の併発によりCOPD急性増悪となっていると診断されそのまま入院となった．
診断後も禁煙が実行できずにいた．また，年に1度は肺炎に罹患していた．

現在の病気についての医師からの説明，そのとらえ方：
医師より「呼吸機能が低下している．禁煙や感染予防，呼吸訓練，薬物療法を行っても頻繁に肺炎を起こすようならば，近い将来，在宅酸素療法（HOT）が必要になるかもしれない」と説明される．
本人は「肺炎を繰り返すようなら家でも酸素を吸わなくてはいけなくなるかもしれない」と言っている．

既往歴：
56歳～肺気腫でスピリーバ使用

これまでの全体的な健康状態：
55歳ころから疲労感が出現し，階段の昇降で息切れを自覚するようになった．56歳で肺気腫と診断されて，禁煙を勧められたが実行できなかった．

健康管理の方法：
「何回も禁煙を試したんだけど，2～3か月くらいすると我慢できなくて，いつも失敗．もうやめられないかな」
抗コリン薬の吸入と定期受診はできているが，1年に1度肺炎に罹患している．

外観： 樽状胸郭であり，下腿や大腿部は痩せて見える

喫煙習慣：	なし （あり）	喫煙の程度	40 本／日	20歳～
飲酒の習慣：	なし （あり）	飲酒の程度	缶ビール500mL	3日 ／週

解釈・判断：

Ⅰ 健康知覚―健康管理	使用薬剤：（10/XX～） ペントシリン1g＋生理食塩液100mLを2回/日点滴，ビソルボン1mLの吸入 ムコソルバン15mgを3回/日内服 特異体質：　　（なし）　あり　　（　　　　　　　　　　　　　　　　　　　） 感染症：　HB（ － ）　HCV（ － ）　Wa-R（ － ）　HIV（ － ）　MRSA（ － ） その他 入院1週間で熱は下がり，肺炎の症状，呼吸困難は軽減し，酸素吸入療法は中止となった． 「肺気腫だと言われたときは，肺がんじゃなかったとホッとしたけど，こんなに苦しくなる病気だとは思わなかった．呼吸が苦しかったり，咳が止まらないときは本当に死ぬんじゃないかと思った．何回も禁煙したんだけど，2～3か月くらいすると我慢できなくて，いつも失敗して……．入院中はタバコのことなんか考えないけど，家にいるとつい『1本』となってしまう．もう止められないかな」	
Ⅱ 栄養―代謝	身長：　170.0　　cm　体重：53.0　　kg　　（肥満度：BMI　　18.3　　　　　） 体重の変動：ない 食事の習慣（パターン）：3食/日　　食事の形態：入院後全粥食（1,800kcal） 「自宅では，朝晩父親の分も一緒に準備していました．父の好みに合わせて漬物や塩サケ，たらことか，それだけでご飯がたくさん食べられるものが多かった」 「調子が悪くなるとあまり食べられないですが」 口腔内の状態（色，湿潤度，病変など）： 歯の状態（義歯，欠損，配列，う歯など）：義歯，う歯なし 皮膚の状態（色，弾力性，掻痒感　骨の突出など）： 四肢浮腫なし，ばち状指なし 創傷，ドレーン： 輸液： 検査値： WBC：12,500/μL（入院時）　　RBC：346/μL　　Hb：12.4g/dL　　Hct：45.4% 　　　　7,000/μL（7日後）　　　　　323/μL　　　　11.8g/dL Plt：30.9万/μL　　　　　　　CRP：7.0mg/dL 　　　　　　　　　　　　　　　　1.5mg/dL 出血時間　　　　　　　　　凝固時間　　　　　TP：5.6g/dL　　ALB：3.5g/dL 　　　　　　　　　　　　　　　　　　　　　　　　　　　　　　　　3.0g/dL 血糖値：98mg/dL　　AST(GOT)：24U/L　　ALT(GPT)：18U/L　　γ-GTP LDH　　　　　　　ALP　　　　　　　　Fe　　　　　　　D-ダイマー：1.0μg/mL その他の関連情報 「（入院後）食欲はあまりないですね」 入院後も食欲不振が続き，全粥など口当たりのよいものを摂取している．　摂取量7割程度 BNP：25.5pg/dL	解釈・判断：
Ⅲ 排泄	排便習慣（方法，回数など）：入院後1回/3日 排便の量と性状：硬便 排便コントロールのための手法：入院後ラキソベロンを使用し排便している	解釈・判断：

Ⅲ 排泄	便検査所見： 排尿習慣（方法，回数など）： 7回/日 排尿の量と性状： 排尿コントロールのための手法： 腹部の状態（腸蠕動音，腹部膨満など）： 腸蠕動音聴取される，腹部膨満なし，腹壁波動なし 検査値： BUN：26.9 mg/dL　Cr：1.0 mg/dL　CCr　　Na：140mEq/L　K：4.0mEq/L　Cl その他の関連情報（人工肛門，オムツの使用など）： 入院時：「トイレくらい1人で行けると思ったのに，トイレまで急いで行くと苦しくて」 入院直後はベッド上での排泄を指示されていたが，自己判断で酸素カニューレをはずし，1人でトイレまで歩き，SpO_2 87％まで低下した． 入院7日後：「便が硬くて，いきむとトイレで呼吸が苦しくなる」	
Ⅳ 活動―運動	**1日の過ごし方** 入院前　起床　朝食　出勤　昼食　　　　　帰宅　夕食　就寝 　　　　6　8　10　12　14　16　18　20　22　24 入院中 運動：　　　　　　　　　　　　　余暇活動：釣り，庭の手入れ ＜呼吸＞ **呼吸回数**：28回/分（入院時）　　　　　**呼吸パターン**：呼気相延長 　　　　　24回/分（7日後） **呼吸音**：前肺野類鼾音（入院時）　　　　**胸郭・横隔膜の動き**：左右対称 　　　　両下肺野類鼾音（7日後） **呼吸困難**：入院前の呼吸困難の程度：　Hugh-Jones分類Ⅱ度，MRC息切れスケールGrede2 　　　　入院時　黄色から白色の粘稠痰があり喀出困難，呼吸困難も強くある 　　　　　　　　Hugh-Jones分類Ⅴ度，MRC息切れスケールGrede5 　　　　7日後　自分のペースでゆっくり歩けば呼吸困難はない 　　　　　　　　Hugh-Jones分類Ⅲ度，MRC息切れスケールGrede2 　　　　　　　　苦しくなると口すぼめ呼吸をしている **胸部レントゲン所見**：（入院時） 　　血管陰影の減少，横隔膜低位・平坦化，右肺下葉に肺炎様陰影を認める **呼吸機能検査**：％VC：　65％　　　　　FEV1.0％：　45％ **動脈血ガス分析**（Room　air，O_2　1.0L　使用）　　　（入院時） pH　7.432　　　PaO_2　58.0mmHg　　　$PaCO_2$　45.4mmHg HCO_3　　　　SaO_2　82％　　　　　BE　　　　SpO_2　83％（入院時）　92％（7日後） （7日後） 安静時　PaO_2：76.5mmHg　　　$PaCO_2$：45.7mmHg 歩行時　PaO_2：59.9mmHg　　　$PaCO_2$：47.8mmHg ＜循環＞（入院時） **体温**：38.2℃（入院時）　　　**脈拍**：92回/分（整）　　**血圧**：右　　左　142/84mmHg 　　　　36.8℃（7日後）　　　　　　88回/分（整）　　　　　　　　　　140/78mmHg	解釈・判断：

		解釈・判断：
Ⅳ 活動—運動	胸部症状：なし 末梢循環状態（四肢の色調，温度，脈拍の触知など）：冷感なし 頸静脈の状態：　　　　　　　　　　心音：Ⅲ音・Ⅳ音なし，雑音なし CTR： 53 ％（入院時）　　　　　CVP： その他： 骨・関節・筋の状態（可動域制限，変形，欠損，筋力低下など）： 下肢や大腿部の筋肉の痩せ 麻痺・運動失調の有無：なし ADLのレベル： 入院7日後，症状が軽減したため，病棟内歩行，トイレ歩行，洗面・更衣，シャワー浴は自力で可能．歯磨きや手洗い，更衣，髭剃りは面倒がって行わなかったり，短時間で済ませようとして酸素飽和度が低下したり，呼吸困難を呈したりすることがある． 自助具の使用： その他の関連情報： Aさんの自宅はエレベーター付きマンションの4階． 「自宅では1人でなんでもできていました．でも，坂道や階段を上ったり，荷物を運ぶ時は前かがみの姿勢が続いて呼吸が苦しくなって，休まないとできなかった．入院する直前はトイレに行くのもすごく苦しかった」	
Ⅴ 睡眠—休息	睡眠時間：23時〜6時　　　　　　　　睡眠パターン： 睡眠不足の自覚 （熟眠感の欠如，疲労感，倦怠感など）： 「午後に昼寝をしてしまうと，夜はなかなか寝つけません」 睡眠を促す工夫： 休息時間とパターン： その他の関連情報	解釈・判断：
Ⅵ 認知—知覚	意識レベル：　JCS　0　　　　　GCS 視力：右　　　　左　　　　矯正視力：右　　　　左　　　（　老眼鏡　使用） 聴力：右　　　　左　　　　補聴器使用の有無：なし 味覚： 嗅覚： 表在知覚： 深部知覚： 複合知覚： 異常感覚，感覚過敏など：なし 疼痛の有無（部位，種類，持続時間，程度など）と緩和方法： 　疼痛　　（なし）　　　　あり（　　　　　　　　　　　　　　　　　　　　　　　） 　緩和方法　（　　　　　　　　　　　　　　　　　　　　　　　　　　　　　　　　）	解釈・判断：

Ⅵ 認知—知覚	見当識：あり 異常行動の有無：なし 記憶の問題（記銘力の障害・記憶の欠如など）の有無：なし 質問・説明に対する理解力： 疲れた表情ではあるが，会話の内容は正確である． その他の関連情報 「(呼吸困難時)息が吐けなくてますます不安になって動けなくなる．声も出なくて苦しい」		
Ⅶ 自己知覚—自己概念	病気や治療，入院による自分に対する思いの変化： 「酸素吸入したときはそんなに重症なのかと焦ったけど，もうかなりよくなった．まだくたばる歳じゃない．主治医や看護師から『あなたの生活の仕方にかかっている』と言われているけどそれほど大げさに言わなくてもね」 病気や治療，入院による他者とのかかわりの変化： 「病気の原因はタバコだとわかっているが，会社の同僚や友人も同じくらい喫煙していたのに病気になったのは自分だけ．なぜだという気持ちがあって，会社の人間に病気のことは話していません」 病気や治療による外観・身体機能の変化： 「同室の同じ病気の人が在宅酸素療法を行うらしい．私より一回り年上だけど酸素吸入して自分で何でもしたいと言っていた．私もあの年まで酸素なしで頑張りたい」 性格： ＜自己評価＞ 陽気で社交的だが頑固な面もある． ＜他者評価＞ 会話時の状態(視線の交差・声・話し方) その他の関連情報 同室者と病気について話をしているが，自分の病気に対する心配事はあまり話題にしない．	解釈・判断：	
Ⅷ 役割—関係	家族構成： □—⊗ 88歳 □ 職業： 本人　会社員 　　　 配偶者　なし(離婚) 　　　　　　 (子どもなし) 家庭内役割：　　　　　　　　　代行者 就業状況：＜入院前＞　　　　　＜入院中＞ 会社員(営業職) 経済状況：＜入院前＞　　　　　＜入院中＞ 社会活動(地域での活動など)： 家族の面会状況： 誰も来ていない その他の関連情報 「父親より先には死ねない」	解釈・判断：	

70

		解釈・判断：
Ⅸ 性―生殖	月経周期：　　　　　　　最終月経： 月経困難： 妊娠・出産の経験：　　　　家族計画： 更年期症状： 　　　　　　　　　　　　（避妊薬の使用） 生殖器の異常・障害： その他の関連情報 性・生殖機能に関する訴えはとくにない	
Ⅹ コーピング―ストレス耐性	今までにストレスに感じたこと，現在感じていること： とくに家族に対して責任感が強く気持ちを抑えてしまうこともある．病気のことはあまり相談できない． 「父親は高齢で，自分が入院中1人にしておくのが心配」 ストレスへの対処法： 「ストレスがたまるとタバコを吸ってしまう」 相談する人（できる人）： 「父親も高齢なので，あまり負担をかけられない．ほかに相談する人はいない」 その他の関連情報 同室者と病気について話し，電話で元妻と父親の話をする様子がみられる．	解釈・判断：
Ⅺ 価値―信念	信仰する宗教，人生において大切にしていること： 健康に関して固く信じていること（信念）： 「頑張れる間は頑張るよ」 その他の関連情報	解釈・判断：

＜統合アセスメント＞

情報関連図

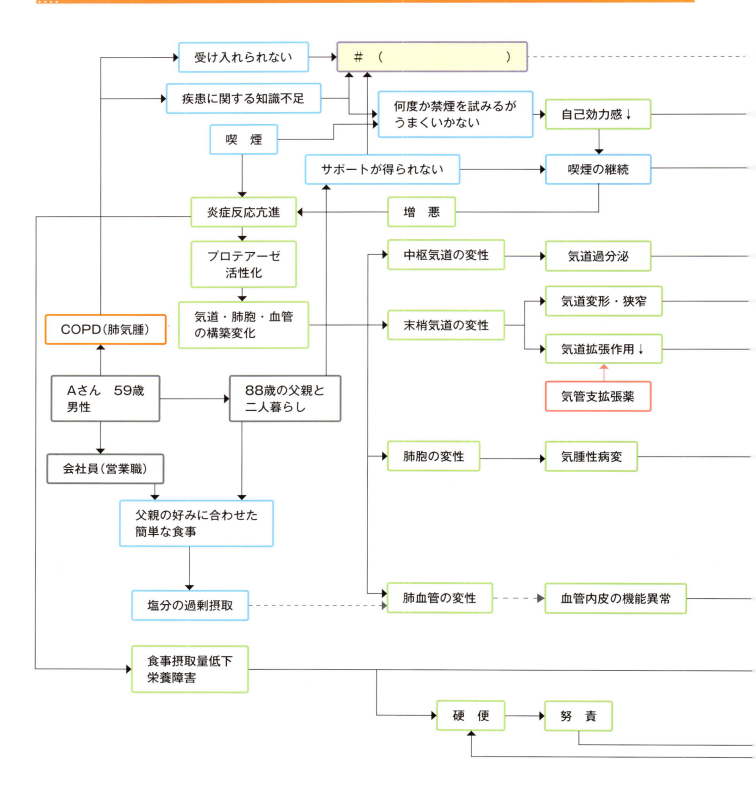

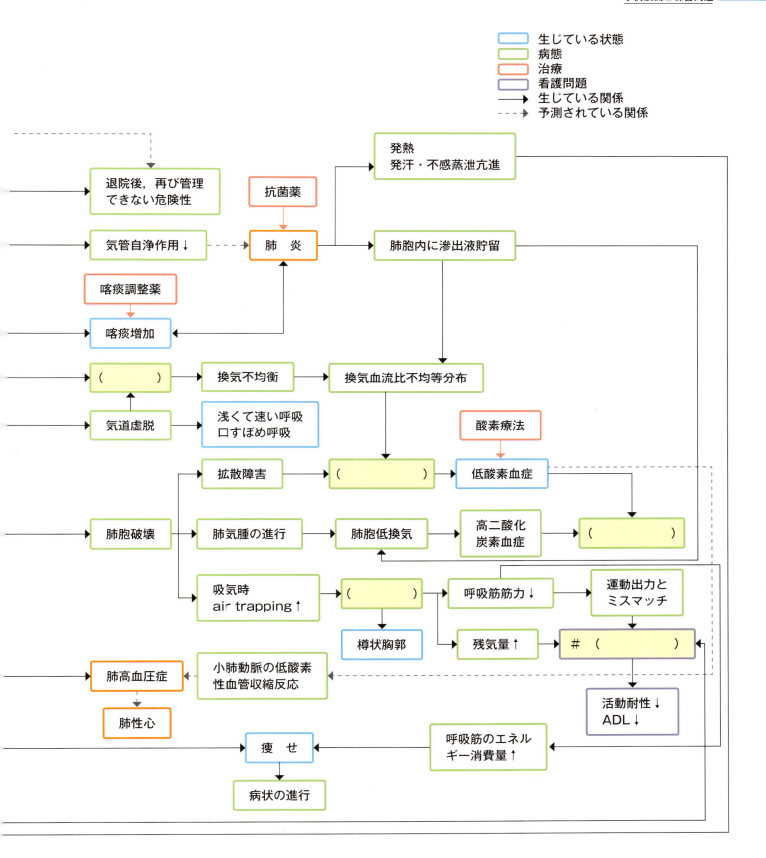

目標

目標（Goal）

看護問題の抽出（問題リスト）

問題リスト

月　日	#	問　題　点	解　決　日
10月XX日	1		
	2		

看護計画の立案

問題： #1 肺気腫の急性増悪により活動時に呼吸困難がある
期待される成果： MRC息切れスケールGrade 2になる

具体策	根拠
O-P	・COPDでは気流閉塞により換気血流比不均等分布となり，それによってガス交換が障害され低酸素血症となる．また，気腫化が進み肺胞低換気になると高二酸化炭素血症となる．COPDが増悪すると，呼吸パターンに異常を生じ，呼吸困難の症状が増強する． ・呼吸状態と酸素化状態をモニタリングすることで，増悪の改善状態を把握する．Hugh-Jones分類，MRC息切れスケールなどを用いることで客観的に呼吸困難の状態変化を把握することができる． ・体動により動的肺過膨張となり，残気量は増加し，呼吸困難が増強しやすい．増悪による呼吸機能低下の改善状態を把握する． ・肺炎では換気血流比不均等分布によってガス交換が障害される．COPD患者における肺炎の発症は増悪の要因となるため，肺炎の改善／悪化状況を把握する． ・排便時の努責は酸素消費量を増加させて呼吸困難の悪化につながる．
T-P	・COPDでは，肺の過膨張により，呼吸筋量の減少→呼吸筋の筋力低下，最大吸気量減少により呼吸筋が疲弊し，活動耐容能が低下する．運動療法により活動耐容能を改善できる． ・一般に，PaO_2 60Torr未満，SpO_2 90％未満の場合，酸素投与の適応となる． ・COPDでは中枢気道の変性によって気道分泌が過剰となっており，喫煙者の場合は気道の浄化作用が低下しているため，感染症の起炎菌が気道に定着しやすい状態となる．また，気道分泌物の貯留により換気が障害される．気道の浄化をはかる必要がある． ・下肢運動による全身持久力トレーニングに加え，上肢の筋力トレーニングを行うことで，上肢を挙上させた際の酸素消費量が減少し，体動時の呼吸困難が改善する．また，呼吸筋トレーニングを全身持久力トレーニングに追加すると活動耐容能の改善が期待できる． ・便の停滞が硬便につながるため，腸の蠕動を促進させる．腸蠕動が良好でも硬便の場合は，便を軟化させる薬剤の使用を検討する．
E-P	・肺過膨張により呼吸筋が緊張状態にあるため，リラクセーションにより呼吸筋の柔軟性を高めることができる． ・口すぼめ呼吸により呼気時に抵抗を作ることにより，気道内圧が上昇し，気道虚脱を防ぐことができる． ・横隔膜を挙上させながら息を吐き出すことによって，効率のよい呼吸パターンとすることができる． ・運動と呼吸を同調させることにより，換気効率が上がり，心肺の負荷が軽減し，運動持続時間が延長する． ・酸素消費量を最小限にとどめられるような日常生活行動を身につけることにより，体動時の呼吸困難を軽減することができる． ・気管支内での痰の貯留は気管支の閉塞を引き起こし，酸素の取り込みを悪化させる．また，二次的な細菌感染の要因となる．防止するために気道浄化をはかることが必要．

	具体策	根拠
E-P		・下肢運動による全身持久力トレーニングに加え，上肢の筋力トレーニングを行うことで，上肢を挙上させた際の酸素消費量が減少し，体動時の呼吸困難が改善する．また，呼吸筋トレーニングを全身持久力トレーニングに追加すると活動耐容能の改善が期待できる． ・腸管内に便が停滞することで硬便となり，努責につながる．便の停滞を防ぎ，便を硬くしないようにする．

問題： ＃2　疾患に関する知識，状況の認識が不十分なことにより生活管理ができていない
期待される成果： 疾患の成り行き，自分の現在の状態，生活管理のポイントを述べることができる

	具体策	根拠
O-P		・適正な管理には，疾患の成り行き・経過，検査・治療法，現在の状態などについて患者が正しい知識を持つことが望ましい． ・患者の場合，サポートしてくれる家族がいないので，本人の理解と適切な認識が重要． ・喫煙の継続は病状の進行，増悪の要因となるため，禁煙が不可欠である．禁煙指導に向けて本人の認識を把握することが必要．
T-P		・実施できていることを認めることで自己効力感を高めることができる． ・今後の生活や治療管理方法について，自己決定を促す必要がある． ・生活・治療管理を適正に行い，継続するためには家族・重要他者などのソーシャルサポートが必要． ・禁煙の継続を促進する方法として，サポートグループの活用がある．
E-P		・適正な管理には，疾患の成り行き・経過，検査・治療法，現在の状態などについて患者が正しい知識を持つことが望ましい

1 COPDで肺炎を起こした事例

解答を含めた事例展開の全体

アセスメント（情報収集と解釈・判断）

データベースシート

一般状態	受け持ち患者氏名： A氏			性別：男性	年齢：59歳
	入院日時：	20XX 年 10 月 XX 日 XX 時 XX 分			
	入院時の様子：	独歩　　ストレッチャー　　(車椅子)　　救急車			
	診断名：	COPD（肺気腫）Ⅱ～Ⅲ期，肺炎			

		解釈・判断：
Ⅰ 健康知覚・健康管理	**主訴：** 呼吸困難	・肺炎が要因となって増悪をきたしている．痩せており，喫煙を継続していることが肺感染症の要因となっている．
	入院目的： COPD急性増悪の症状改善・肺炎治療，生活指導	
	入院までの経過： 56歳で肺気腫と診断される． 1週間ほど前から風邪症状があり，2日前より38℃台の発熱がみられていた．食欲も低下し，食事がとれなくなってきた．咳嗽・喀痰が増加し，トイレまでの歩行でも強い呼吸困難を自覚するようになった．10月XX日，外来を受診し，胸部X線検査を行った．その結果，肺炎の併発によりCOPD急性増悪となっていると診断されそのまま入院となった． 診断後も禁煙が実行できずにいた．また，年に1度は肺炎に罹患していた．	・80pack-yearsの重喫煙者となっており，喫煙が肺気腫の主要因と考えられる． ・喫煙の継続は，肺気腫の進行を助長するとともに，肺感染の要因となり，増悪によってさらに呼吸機能障害が進行する．
	現在の病気についての医師からの説明，そのとらえ方： 医師より「呼吸機能が低下している．禁煙や感染予防，呼吸訓練，薬物療法を行っても頻繁に肺炎を起こすようならば，近い将来，在宅酸素療法（HOT）が必要になるかもしれない」と説明される． 本人は「肺炎を繰り返すようなら家でも酸素を吸わなくてはいけなくなるかもしれない」と言っている．	・COPDの病期から，すぐに長期酸素療法導入とはならないが，肺感染症の繰り返しは，導入を早めることにつながる．
	既往歴： 56歳～肺気腫でスピリーバ使用	・受診や服薬管理はできており，禁煙の必要性はある程度理解できていると思われるが，禁煙に至っていない．疾患の理解が十分でなく，禁煙へのトライアルに何度も失敗しているため，自己効力が低下していることが要因と考えられる．
	これまでの全体的な健康状態： 55歳ころから疲労感が出現し，階段の昇降で息切れを自覚するようになった．56歳で肺気腫と診断されて，禁煙を勧められたが実行できなかった．	
	健康管理の方法： 「何回も禁煙を試したんだけど，2～3か月くらいすると我慢できなくて，いつも失敗．もうやめられないかな」 抗コリン薬の吸入と定期受診はできているが，1年に1度肺炎に罹患している．	・また，自分の状態を正しく認識できておらず，状態の変化を過小評価しているために，健康管理が適正に行えていないと考えられる．
	外観： 樽状胸郭であり，下腿や大腿部は痩せて見える	
	喫煙習慣：　なし　(あり)　　喫煙の程度　40　本／日　20歳～ **飲酒の習慣：**　なし　(あり)　　飲酒の程度　缶ビール500mL　3日／週	・治療により症状が軽快してきているが，退院しても，喫煙を継続し，増悪を繰り返す危険性がある．

Ⅰ 健康知覚—健康管理	使用薬剤：（10/XX～） ペントシリン1g＋生理食塩液100mLを2回/日点滴，ビソルボン1mLの吸入 ムコソルバン15mgを3回/日内服 特異体質：　（なし）　あり　（　　　　　　　　　　　　　　） 感染症：　HB（ － ）　HCV（ － ）　Wa-R（ － ）　HIV（ － ）　MRSA（ － ） その他 入院1週間で熱は下がり，肺炎の症状，呼吸困難は軽減し，酸素吸入療法は中止となった． 「肺気腫だと言われたときは，肺がんじゃなかったとホッとしたけど，こんなに苦しくなる病気だとは思わなかった．呼吸が苦しかったり，咳が止まらないときは本当に死ぬんじゃないかと思った．何回も禁煙したんだけど，2～3か月くらいすると我慢できなくて，いつも失敗して……．入院中はタバコのことなんか考えないけど，家にいるとつい『1本』となってしまう．もう止められないかな」	
Ⅱ 栄養—代謝	身長：　170.0　cm　体重：53.0　kg　（肥満度：BMI　18.3　） 体重の変動：ない 食事の習慣（パターン）：3食/日　　食事の形態：入院後全粥食（1,800kcal） 「自宅では，朝晩父親の分も一緒に準備していました．父の好みに合わせて漬物や塩サケ，たらことか，それだけでご飯がたくさん食べられるものが多かった」 「調子が悪くなるとあまり食べられないですが」 口腔内の状態（色，湿潤度，病変など）： 歯の状態（義歯，欠損，配列，う歯など）：義歯，う歯なし 皮膚の状態（色，弾力性，掻痒感，骨の突出など）： 四肢浮腫なし，ばち状指なし 創傷，ドレーン： 輸液： 検査値： WBC：12,500/μL（入院時）　　RBC：346/μL　　　Hb：12.4g/dL　　Hct：45.4% 　　　　7,000/μL（7日後）　　　　　323/μL　　　　　11.8g/dL Plt：30.9万/μL　　　　　　　　CRP：7.0mg/dL 　　　　　　　　　　　　　　　　　1.5mg/dL 出血時間　　　　　　　　　　　凝固時間　　　　　TP：5.6g/dL　　ALB：3.5g/dL 　　　　　　　　　　　　　　　　　　　　　　　　　　　　　　　　　　3.0g/dL 血糖値：98mg/dL　　AST（GOT）：24U/L　　ALT（GPT）：18U/L　　γ-GTP LDH　　　　　　　　ALP　　　　　　　　Fe　　　　　　D-ダイマー：1.0μg/mL その他の関連情報 「（入院後）食欲はあまりないですね」 入院後も食欲不振が続き，全粥など口当たりのよいものを摂取している．　摂取量7割程度 BNP：25.5pg/dL	**解釈・判断：** ・現在の体重は，標準体重の83％であり，栄養療法の適応であり，タンパク質の摂取，総摂取カロリーの不足がある． ・血清アルブミン値はやや低下している．COPDの増悪によって食事摂取量が低下しており，さらに低下することが考えられる．栄養障害は，筋量の減少，易感染につながる． ・塩分摂取の多い食生活となっている．現在，肺性心の徴候はみられないため問題ないが，継続は望ましくない． ・肺感染症によって白血球，CRPの増加が認められたが，治療により改善してきている．
Ⅲ 排泄	排便習慣（方法，回数など）：入院後1回/3日 排便の量と性状：硬便 排便コントロールのための手法　入院後ラキソベロンを使用し排便している 便検査所見：	**解釈・判断：** ・排尿はとくに問題はない． ・硬便であり，排便時の努責により呼吸困難が生じている．

Ⅲ 排泄	排尿習慣（方法，回数など）： 7回/日 排尿の量と性状： 排尿コントロールのための手法： 腹部の状態（腸蠕動音，腹部膨満など）： 腸蠕動音聴取される，腹部膨満なし，腹壁波動なし 検査値： BUN：26.9mg/dL　Cr：1.0 mg/dL　CCr　　Na：140mEq/L　K：4.0mEq/L　Cl その他の関連情報（人工肛門，オムツの使用など）： 入院時：「トイレくらい1人で行けると思ったのに，トイレまで急いで行くと苦しくて」 入院直後はベッド上での排泄を指示されていたが，自己判断で酸素カニューレをはずし，1人でトイレまで歩き，SpO₂ 87％まで低下した． 入院7日後：「便が硬くて，いきむとトイレで呼吸が苦しくなる」	・硬便の要因として，発熱による発汗・不感蒸泄の亢進，呼吸困難による食事・水分の摂取不足が考えられる．
Ⅳ 活動―運動	1日の過ごし方 入院前　　起床　朝食　　出勤　昼食　　　　　　　　　　帰宅 夕食 就寝 　　　　　 6　　8　　10　　12　　14　　16　　18　　20　　22　　24 入院中 運動：　　　　　　　　　　　　　余暇活動：釣り，庭の手入れ ＜呼吸＞ 呼吸回数：28回/分（入院時）　　　　　　呼吸パターン：呼気相延長 　　　　　24回/分（7日後） 呼吸音：前肺野類鼾音（入院時）　　　　　胸郭・横隔膜の動き：左右対称 　　　　両下肺野類鼾音（7日後） 呼吸困難：入院前の呼吸困難の程度： Hugh-Jones分類Ⅱ度，MRC息切れスケールGrede2 　　　　　入院時　黄色から白色の粘稠痰があり喀出困難，呼吸困難も強くある 　　　　　　　　　Hugh-Jones分類Ⅴ度，MRC息切れスケールGrede5 　　　　　7日後　自分のペースでゆっくり歩けば呼吸困難はない 　　　　　　　　　Hugh-Jones分類Ⅲ度，MRC息切れスケールGrede2 　　　　　　　　　苦しくなると口すぼめ呼吸をしている 胸部レントゲン所見：（入院時） 　　　血管陰影の減少，横隔膜低位・平坦化，右肺下葉に肺炎様陰影を認める 呼吸機能検査：％VC： 65％　　　　　　FEV1.0％： 45％ 動脈血ガス分析（Room air, O₂ 1.0L 使用）　　（入院時） pH　7.432　　PaO₂　58.0mmHg　　　　PaCO₂　45.4mmHg HCO₃　　　　SaO₂　82％　　　　　　　BE　　　　SpO₂　83％（入院時）　92％（7日後） （7日後） 安静時　PaO₂　：76.5mmHg　　　PaCO₂：45.7mmHg 歩行時　PaO₂　：59.9mmHg　　　PaCO₂：47.8mmHg ＜循環＞　（入院時） 体温：38.2℃（入院時）　　脈拍：92回/分（整）　　血圧：右　　左　142/84mmHg 　　　36.8℃（7日後）　　　　　88回/分（整）　　　　　　　　　　140/78mmHg 胸部症状：なし 末梢循環状態（四肢の色調，温度，脈拍の触知など）：冷感なし	解釈・判断： ・肺炎によりガス交換の障害が悪化し，入院時には呼吸不全（Ⅱ型）となっている．酸素療法と気管支拡張薬，喀痰調整薬，抗菌薬の投与により（CO₂ナルコーシスなどの合併症を生じずに）呼吸状態は改善しているが，未だ肺野に副雑音が聴取され，呼吸パターンの異常がみられている．また，歩行時に低換気となっている． ・体動時にはair trapping（空気のとらえこみ）により動的過膨張となって吸気量が減少すること，肺の過膨張により呼吸筋，骨格筋量の減少があることにより，呼吸困難を生じている． ・それによりADLが低下している． ・発熱，低酸素血症により脈拍の増加がみられ，血圧値は軽症高血圧の範囲となっているが，心・血管障害の徴候はみられていない． ・肺性心の徴候はみられていない．

Ⅳ 活動―運動	頸静脈の状態： 　　　　　　　　　　　　　　　　心音：Ⅲ音・Ⅳ音なし，雑音なし CTR： 53 ％（入院時）　　　　　CVP： その他： 骨・関節・筋の状態（可動域制限，変形，欠損，筋力低下など）： 下肢や大腿部の筋肉の痩せ 麻痺・運動失調の有無：なし ADLのレベル： 入院7日後，症状が軽減したため，病棟内歩行，トイレ歩行，洗面・更衣，シャワー浴は自力で可能．歯磨きや手洗い，更衣，髭剃りは面倒がって行わなかったり，短時間で済ませようとして酸素飽和度が低下したり，呼吸困難を呈したりすることがある． 自助具の使用： その他の関連情報： Aさんの自宅はエレベーター付きマンションの4階． 「自宅では1人でなんでもできていました．でも，坂道や階段を上ったり，荷物を運ぶ時は前かがみの姿勢が続いて呼吸が苦しくなって，休まないとできなかった．入院する直前はトイレに行くのもすごく苦しかった」	
Ⅴ 睡眠―休息	睡眠時間：23時～6時　　　　　　　睡眠パターン： 睡眠不足の自覚 （熟眠感の欠如，疲労感，倦怠感など）： 「午後に昼寝をしてしまうと，夜はなかなか寝つけません」 睡眠を促す工夫： 休息時間とパターン： その他の関連情報	**解釈・判断：** ・症状によって睡眠が妨げられることがあるが，著明な問題とはなっていない．
Ⅵ 認知―知覚	意識レベル：　JCS　0　　　　　GCS 視力：右　　　　左　　　　矯正視力：右　　　　左　　　（　老眼鏡　使用） 聴力：右　　　　左　　　　補聴器使用の有無：なし 味覚： 嗅覚： 表在知覚： 深部知覚： 複合知覚： 異常感覚，感覚過敏など：なし 疼痛の有無（部位，種類，持続時間，程度など）と緩和方法： 　疼痛　（なし）　　　　　　あり　（　　　　　　　　　　　　　　　　　　　　） 　緩和方法（　　　　　　　　　　　　　　　　　　　　　　　　　　　　　　　　） 見当識：あり 異常行動の有無：なし	**解釈・判断：** ・意識障害，精神症状の出現はなく，認知機能に問題はない． ・気流閉塞，ガス交換障害に伴う呼吸困難を知覚している．それ以外の知覚は加齢による生理的現象であり，問題はない．

Ⅵ 認知—知覚	記憶の問題(記銘力の障害・記憶の欠如など)の有無：なし 質問・説明に対する理解力： 疲れた表情ではあるが，会話の内容は正確である． その他の関連情報 「(呼吸困難時)息が吐けなくてますます不安になって動けなくなる．声も出なくて苦しい」	
Ⅶ 自己知覚—自己概念	病気や治療，入院による自分に対する思いの変化： 「酸素吸入したときはそんなに重症なのかと焦ったけど，もうかなりよくなった．まだくたばる歳じゃない．主治医や看護師から『あなたの生活の仕方にかかっている』と言われているけどそれほど大げさに言わなくてもね」 病気や治療，入院による他者とのかかわりの変化： 「病気の原因はタバコだとわかっているが，会社の同僚や友人も同じくらい喫煙していたのに病気になったのは自分だけ．なぜだという気持ちがあって，会社の人間に病気のことは話していません」 病気や治療による外観・身体機能の変化： 「同室の同じ病気の人が在宅酸素療法を行うらしい．私より一回り年上だけど酸素吸入して自分で何でもしたいと言っていた．私もあの年まで酸素なしで頑張りたい」 性格： ＜自己評価＞ 陽気で社交的だが頑固な面もある． ＜他者評価＞ 会話時の状態(視線の交差・声・話し方) その他の関連情報 同室者と病気について話をしているが，自分の病気に対する心配事はあまり話題にしない．	解釈・判断： ・自分の置かれた状況を受け入れられていない．それが治療管理を適正に行えない要因となっている． ・自分の状態の認識ができていないために，他の患者と同じ状況だと受けとめられず，自分の心情を開示することができていない．
Ⅷ 役割—関係	家族構成：　　　　　　　　　　職業：　本人　会社員 　　　　　　　　　　　　　　　　　　　配偶者　なし(離婚) 　　　　　　　　　　　　　　　　　　　　　　　(子どもなし) （家系図：88歳の父親、本人、離婚した配偶者） 家庭内役割：　　　　　　　　　代行者 就業状況：＜入院前＞　　　　　＜入院中＞ 会社員(営業職) 経済状況：＜入院前＞　　　　　＜入院中＞ 社会活動(地域での活動など)： 家族の面会状況： 誰も来ていない その他の関連情報 「父親より先には死ねない」	解釈・判断： ・高齢の父親の面倒をみなければならないことから，患者あるいは障害者役割に徹することができない． ・職場での役割は，治療により軽快すれば再び果たすことが可能である．ただし，今後病状が進行し，長期酸素療法を導入することになると，社会的に不利益を被ることが考えられる．

		解釈・判断：
Ⅸ 性―生殖	月経周期：　　　　　　　　　　最終月経： 月経困難： 妊娠・出産の経験：　　　　　　家族計画： 更年期症状： 　　　　　　　　　　　　　　　（避妊薬の使用） 生殖器の異常・障害： その他の関連情報 性・生殖機能に関する訴えはとくにない	・性行動については呼吸困難による問題を抱えていることもあり得るが，現時点での問題はない．
Ⅹ コーピング―ストレス耐性	今までにストレスに感じたこと，現在感じていること： とくに家族に対して責任感が強く気持ちを抑えてしまうこともある．病気のことはあまり相談できない． 「父親は高齢で，自分が入院中1人にしておくのが心配」 ストレスへの対処法： 「ストレスがたまるとタバコを吸ってしまう」 相談する人（できる人）： 「父親も高齢なので，あまり負担をかけられない．ほかに相談する人はいない」 その他の関連情報 同室者と病気について話し，電話で元妻と父親の話をする様子がみられる．	解釈・判断： ・同居している父親には頼ることができず，ソーシャルサポートを提供してくれる人がいない．ほかにこれといったコーピング方法をもっておらず，喫煙という回避的なコーピングをとっている．これが疾患の進行や増悪の要因になっている．
Ⅺ 価値―信念	信仰する宗教，人生において大切にしていること： 健康に関して固く信じていること（信念）： 「頑張れる間は頑張るよ」 その他の関連情報	解釈・判断： ・自分が頑張れると認識している間の努力は惜しまないという信念をもっており，現在，頑張れると認識しているため，この信念は治療管理にとってプラス要因となる．

＜統合アセスメント＞

喫煙が主要因で肺気腫を発症し，喫煙の継続や栄養管理の不足が病状の進行，増悪の要因となっている．今回は，肺炎によって増悪し，呼吸不全（Ⅱ型）をきたしている．入院後の治療により，呼吸状態は改善しているが，未だ呼吸音の異常，呼吸パターンの異常，体動時の低換気がみられている状態である．また，硬便であり，排便時の努責が呼吸困難を引き起こしている．

喫煙を継続している理由としては，自分の置かれている状況が受け入れられていないこと，疾患に関する知識が不足していること，ソーシャルサポートが得られず，適正なコーピングがはかれていないことなどが考えられる．

現在，COPDのⅡ～Ⅲ期にあり，すぐに長期酸素療法の適応にはならないが，退院後の生活管理が是正されないと，増悪を繰り返すことによって病状が進行し，酸素療法の導入にいたることが予測される．

以上のことから，「＃　肺気腫の急性増悪により活動時に呼吸困難がある」「＃　疾患に関する知識，状況の認識が不十分なことにより生活管理ができていない」を問題点として取り上げる．

情報関連図

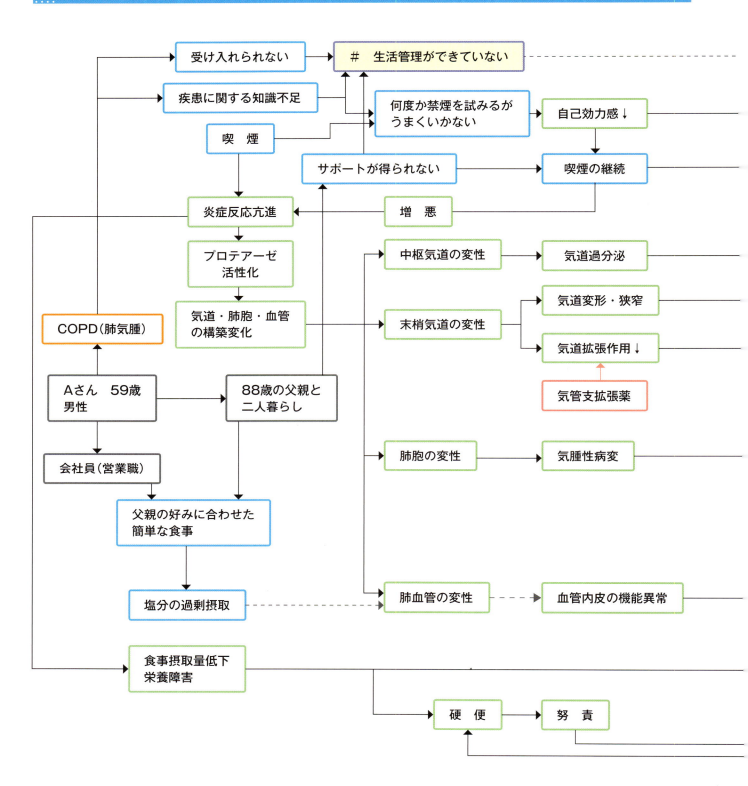

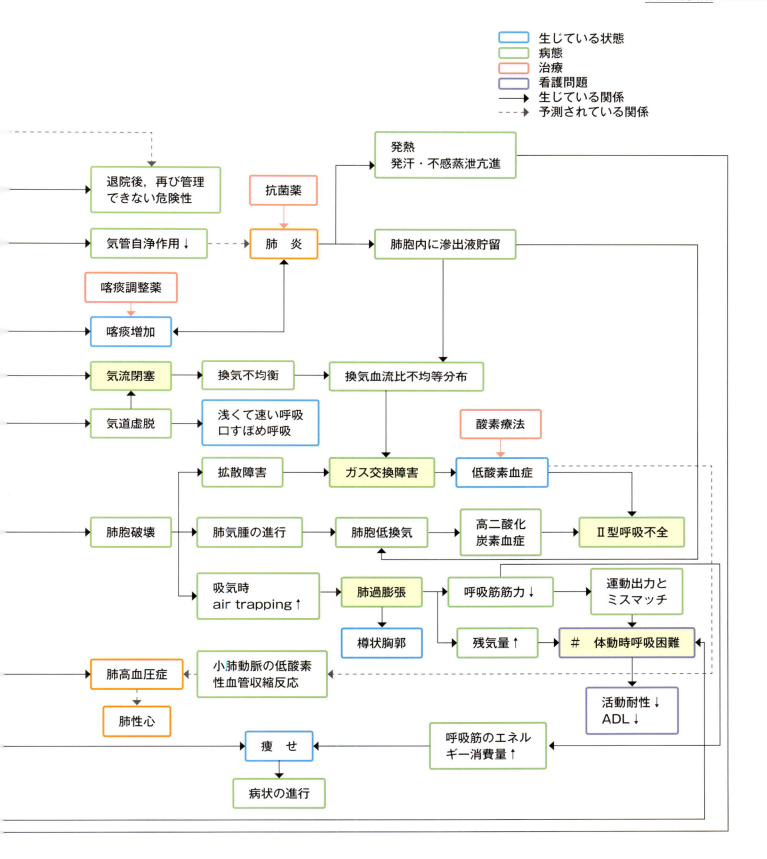

目標

目標(Goal)
呼吸状態が改善し，もと通りの家庭生活を送ることができる
在宅酸素療法を導入しなくても生活できる期間が少しでも長く続く

看護問題の抽出(問題リスト)

問題リスト

月　日	#	問　題　点	解　決　日
10月XX日	1	肺気腫の急性増悪により活動時に呼吸困難がある	
	2	疾患に関する知識，状況の認識が不十分なことにより生活管理ができていない	

看護計画の立案

問題： #1 肺気腫の急性増悪により活動時に呼吸困難がある
期待される成果： MRC息切れスケールGrade 2になる

具体策	根拠
O-P 1. 呼吸状態と酸素化状態をモニターする 　①呼吸数，リズム，深さ，努力呼吸（呼吸補助筋の使用），口すぼめ呼吸の有無 　②呼吸困難（安静時，労作時）：Hugh-Jones分類，MRC息切れスケール 　③酸素飽和度 　④呼吸筋の疲弊 2. 活動が酸素化に与える影響をモニターする 　①活動状況 　②動脈血ガス分析値，酸素飽和度（動脈血，静脈血），終末呼気二酸化炭素濃度 3. 換気・ガス交換障害の要因（肺炎）について観察する 　①呼吸音の聴診，咳嗽，痰の量・性状 　②胸部X線所見 4. 呼吸困難の要因となる排便状況を観察する 　①排便の性状，努責の有無 　②排便時の息苦しさ	・COPDでは気流閉塞により換気血流比不均等分布となり，それによってガス交換が障害され低酸素血症となる．また，気腫化が進み肺胞低換気になると高二酸化炭素血症となる．COPDが増悪すると，呼吸パターンに異常を生じ，呼吸困難の症状が増強する． ・呼吸状態と酸素化状態をモニタリングすることで，増悪の改善状態を把握する．Hugh-Jones分類，MRC息切れスケールなどを用いることで客観的に呼吸困難の状態変化を把握することができる． ・体動により動的肺過膨張となり，残気量は増加し，呼吸困難が増強しやすい．増悪による呼吸機能低下の改善状態を把握する． ・肺炎では換気血流比不均等分布によってガス交換が障害される．COPD患者における肺炎の発症は増悪の要因となるため，肺炎の改善／悪化状況を把握する． ・排便時の努責は酸素消費量を増加させて呼吸困難の悪化につながる．
T-P 1. 指示および状態により活動範囲を拡大する 　症状が著明な場合は無理しない 2. 処方に従って，酸素投与を行う 3. 気道分泌物の除去を促す 　①可能な範囲で体を動かす 　②適度に水分を摂取する 4. 気道の開通性とガス交換を促進する薬剤の投与を確実に行う 　（気管支拡張薬，喀痰調整薬） 5. 処方により全身持久性トレーニング，筋力（下肢・上肢・呼吸筋）トレーニングのプログラムを実施する 6. 排便の調整を行う 　①便が停滞している場合は腹部罨法，マッサージを行う 　②状況により緩下剤（ラキソベロン）の使用を検討する	・COPDでは，肺の過膨張により，呼吸筋量の減少→呼吸筋の筋力低下，最大吸気量減少により呼吸筋が疲弊し，活動耐容能が低下する．運動療法により活動耐容能を改善できる． ・一般に，PaO_2 60Torr未満，SpO_2 90％未満の場合，酸素投与の適応となる． ・COPDでは中枢気道の変性によって気道分泌が過剰となっており，喫煙者の場合は気道の浄化作用が低下しているため，感染症の起炎菌が気道に定着しやすい状態となる．また，気道分泌物の貯留により換気が障害される．気道の浄化をはかる必要がある． ・下肢運動による全身持久力トレーニングに加え，上肢の筋力トレーニングを行うことで，上肢を挙上させた際の酸素消費量が減少し，体動時の呼吸困難が改善する．また，呼吸筋トレーニングを全身持久力トレーニングに追加すると活動耐容能の改善が期待できる． ・便の停滞が硬便につながるため，腸の蠕動を促進させる．腸蠕動が良好でも硬便の場合は，便を軟化させる薬剤の使用を検討する．
E-P 1. 呼吸筋のリラクセーション方法を説明する 2. 呼吸法を説明する 　①口すぼめ呼吸　②横隔膜（腹式）呼吸　③運動と呼吸の同調 3. 活動方法を指導する 　1）動作パターンの工夫：ゆっくりと動作する，途中で休憩をとる 　2）日常生活行動の工夫 　　①入浴：1つの動作が終了してから次の動作に移る 　　②排便：息を吐きながらゆっくり腹圧をかける 　　③歩行：歩行のリズムと合わせて口すぼめ呼吸を行う 　　④階段昇降：息切れが強い時は立ち止まって息を吸い，呼気時に上る	・肺過膨張により呼吸筋が緊張状態にあるため，リラクセーションにより呼吸筋の柔軟性を高めることができる． ・口すぼめ呼吸により呼気時に抵抗を作ることにより，気道内圧が上昇し，気道虚脱を防ぐことができる． ・横隔膜を挙上させながら息を吐き出すことによって，効率のよい呼吸パターンとすることができる． ・運動と呼吸を同調させることにより，換気効率が上がり，心肺の負荷が軽減し，運動持続時間が延長する． ・酸素消費量を最小限にとどめられるような日常生活行動を身につけることにより，体動時の呼吸困難を軽減することができる．

具体策	根拠
4．排痰法を説明する 　①体位排痰法　　②効果的な咳嗽法 5．トレーニング方法を指導する 　①全身持久性トレーニング（歩行，ストレッチ体操） 　②筋力トレーニング 6．排便のコントロールについて説明する 　①便意を感じたら我慢しないようにする 　②可能な範囲で体を動かすようにする 　③食物繊維と水分を摂取する 　④腹部のマッサージを行う	・気管支内での痰の貯留は気管支の閉塞を引き起こし，酸素の取り込みを悪化させる．また，二次的な細菌感染の要因となる．防止するために気道浄化をはかることが必要． ・＜T-P＞5参照 ・腸管内に便が停滞することで硬便となり，努責につながる．便の停滞を防ぎ，便を硬くしないようにする．

問題：　＃2　疾患に関する知識，状況の認識が不十分なことにより生活管理ができていない
期待される成果：　疾患の成り行き，自分の現在の状態，生活管理のポイントを述べることができる

具体策	根拠
O-P 1．疾患に関する知識を把握する 　①肺気腫とはどのような病気か 　②疾患の成り行きについて 　③身体の状態に関して，なぜそうなっていると思うか 2．具体的な疾患の経過に関連して，現在どのような状態であると思っているか 3．禁煙に関する状況を明らかにする 　①禁煙に対する気持ち，レディネス 　②禁煙がうまくいかない理由をどのように理解しているか 　③喫煙習慣のメカニズムに関する知識	・適正な管理には，疾患の成り行き・経過，検査・治療法，現在の状態などについて患者が正しい知識を持つことが望ましい． ・患者の場合，サポートしてくれる家族がいないので，本人の理解と適切な認識が重要． ・喫煙の継続は病状の進行，増悪の要因となるため，禁煙が不可欠である．禁煙指導に向けて本人の認識を把握することが必要．
T-P 1．症状を管理するために患者が既に行っていることを一緒に調べる 2．合併症を予防するために，疾患の経過をコントロールできるライフスタイルについて話し合う 3．価値観や信念と健康管理について話し合う 4．治療／処置の選択肢について話し合う 5．利用可能な資源／サポートしてくれる人がいないか話し合う 6．患者に禁煙サポートグループを紹介する	・実施できていることを認めることで自己効力感を高めることができる． ・今後の生活や治療管理方法について，自己決定を促す必要がある． ・生活・治療管理を適正に行い，継続するためには家族・重要他者などのソーシャルサポートが必要． ・禁煙の継続を促進する方法として，サポートグループの活用がある．
E-P 1．疾患について説明する 　①COPDの病態生理を説明する（原因は喫煙であることを説明する） 　②COPDによくみられる徴候と症状を説明する 　③COPDの経過を説明する 　④起こりうる慢性的な合併症（肺高血圧症，肺性心）について説明する 2．現在の患者の状態に関する医師の説明をわかりやすく説明する 3．禁煙に関する治療について情報提供する	・適正な管理には，疾患の成り行き・経過，検査・治療法，現在の状態などについて患者が正しい知識を持つことが望ましい

② 食道がんで化学療法を行う事例

 p.89～p.99の各記録について，☐の部分を考えて書き込んで埋めてみましょう．
解答はp.101～を見てください．

アセスメント（情報収集と解釈・判断）

データベースシート

一般状態					
受け持ち患者氏名：	B氏			性別：男性	年齢：54歳
入院日時：	20XX 年 4 月 XX 日 時 分				
入院時の様子：	(独歩) ストレッチャー 車椅子 救急車				
診断名：	食道がん（StageⅣa）				

		解釈・判断：
Ⅰ 健康知覚-健康管理	**主訴：** とくになし	
	入院目的： 化学療法	
	入院までの経過： 　職場の健康診断で胃X線検査を受け，異常を指摘され，紹介された病院で内視鏡検査を行い，食道がん（胸部中部）の診断を受けた．胃に転移があり（T1b，N2，M1），化学療法の目的で入院となった．	
	現在の病気についての医師からの説明，そのとらえ方： 医師からは「食道がんで胃に転移しており，5年後も生きている確率は100％とはいきません．まずは，化学療法を2クール行います．その後，手術をする予定です」と説明されている． 本人は「症状がなかったので，気づかなかった．もっと早くに見つかっていればと悔やまれます．とりあえず，化学療法を受けるしかないですね．先生から副作用の話は聞きましたが，実際どうなるか気がかりです」と言う．	
	既往歴： 　50歳　糖尿病（食事療法，運動療法）	
	これまでの全体的な健康状態： 「4年前に糖尿病を指摘され，食事には注意してきました．それなのに，今度はがんだなんて……」	
	健康管理の方法： 「タバコは吸い続けています．糖尿病だと診断されたとき，タバコを吸っていると心臓によくないといわれましたが，止められなくて……」	
	外観：普通	
	喫煙習慣：　(なし) あり　　**喫煙の程度**　20　本／日　20歳～	
	飲酒の習慣：　(なし) あり　　**飲酒の程度**　缶ビール350mL　2日／週 　　　　　　　　　　　　　　　　　　　　糖尿病と診断される前は週5日飲酒	
	使用薬剤： 　入院時なし	
	特異体質：　(なし) あり　　（　　　　　　　　　　　　　　　　　　　）	

		解釈・判断：
	感染症： HB（ － ） HCV（ － ） Wa-R（ － ） HIV（ － ） MRSA（ － ） その他 今後の治療予定：FP（CDDP＋5-FU）	
Ⅱ 栄養―代謝	身長： 162.0 cm　　体重： 58.0 kg（肥満度：BMI 22.1 ） 体重の変動：3か月で3kg減少 食事の習慣（パターン）：3食/日　　　　　　　　食事の形態：常食（1,800kcal） 「つっかえ感とかはなかったので，普通に食事をとっていました．胃もなんともなくて……」 口腔内の状態（色，湿潤度，病変など）：口腔内に潰瘍なし，口腔内は唾液で湿潤している 歯の状態（義歯，欠損，配列，う歯など）：義歯，う歯なし 皮膚の状態（色，弾力性，掻痒感，骨の突出など）： 四肢に浮腫なし，発赤・創傷なし，骨の突出なし 創傷，ドレーン： 輸液： 検査値： WBC：5,300/μL　　　RBC：456万/μL　　　Hb：14.2g/dL　　　Ht：45% Plt：20万/μL　　　　CRP：0.1mg/dL PT時間：0.9INR　　　APTT：35秒　　　　TP：7.0 g/dl　　　ALB：4.0g/dL 血糖値：120mg/dL　　AST(GOT)：16U/L　　ALT(GPT)：21U/L　　γ-GTP LDH：171U/L　　　　HbA1c：6.3%　　　　ALP：218U/L　　　Fe　　D-ダイマー その他の関連情報 SCC抗原（扁平上皮がん関連抗原）：1.6ng/mL	解釈・判断：
Ⅲ 排泄	排便習慣（方法，回数など）：1回/日 排便の量と性状：普通便 排便コントロールのための手法：なし 便検査所見： 排尿習慣（方法，回数など）： 6回/日 排尿の量と性状： 排尿コントロールのための手法： 腹部の状態（腸蠕動音，腹部膨満など）： 腸蠕動音聴取され，腹部膨満なし 検査値： BUN：14mg/dL　Cr：0.6mg/dL　CCr：102mL/分　Na：135mEq/L　K：4.5mEq/L Cl：102mEq/L　Ca：9.2mg/dL　eGFR：108mL/分/1.73m^2 その他の関連情報（人工肛門，オムツの使用など）：	解釈・判断：
Ⅳ 活動―運動	1日の過ごし方 入院前　起床　朝食　出勤　昼食　　　　　　　帰宅　夕食　就寝 　　　　6　8　10　12　14　16　18　20　22　24 入院中	解釈・判断：

Ⅳ 活動—運動	運動： 余暇活動：ゴルフ 使用薬剤： 　入院時なし <呼吸> 呼吸回数：16回/分（規則的）　　　　　呼吸パターン：異常パターンなし 呼吸音：肺野全体で聴取され，副雑音なし　胸郭・横隔膜の動き：規則的にみられ，左右差なし 呼吸困難：なし 胸部レントゲン所見：異常所見なし 呼吸機能検査：％VC：　　　　　　　　FEV1.0％： 動脈血ガス分析（Room　air，O_2　　　使用） pH　　　　　　　PaO_2　　　　　　$PaCO_2$ HCO_3　　　　　SaO_2　　　　　　BE　　　　　　SpO_2　98％ <循環> 体温：　36.2℃　　脈拍：　72回/分（整）　　血圧：右　　　　　　　左　112/68mmHg 胸部症状：なし 末梢循環状態（四肢の色調，温度，脈拍の触知など）： 　四肢にチアノーゼ・蒼白なし，冷感なし，四肢の動脈触知可能 頸静脈の状態：　　　　　　　　　　　　心音：過剰心音，心雑音なし CTR：　48　％　　　　　　　　　　　　CVP： その他： 骨・関節・筋の状態（可動域制限，変形，欠損，筋力低下など）： 　関節の変形なし，麻痺なし 麻痺・運動失調の有無： ADLのレベル：自立 自助具の使用：なし その他の関連情報：	
Ⅴ 睡眠—休息	睡眠時間：23時〜6時　　　　　　　　睡眠パターン： 睡眠不足の自覚（熟睡感の欠如，疲労感，倦怠感など）：なし 「出張などで，環境が変わったり，考えごとがあると寝つけないことがあります」 睡眠を促す工夫：アイマスク使用 休息時間とパターン： その他の関連情報	解釈・判断：
Ⅵ 認知—知覚	意識レベル：　JCS　　　　0　　　　　GCS　15 視力：右　　　　左　　　　矯正視力：右　　　　左　　　（　老眼鏡　使用） 聴力：右　　　　左　　　　補聴器使用の有無：なし 味覚：味はわかる 嗅覚：においはわかる	解釈・判断：

		解釈・判断：
Ⅵ 認知—知覚	表在知覚：触っているのはわかる 深部知覚：力強く握るのがわかる 複合知覚： 異常感覚，感覚過敏など：なし 疼痛の有無（部位，種類，持続時間，程度など）と緩和方法： 　疼痛　　（なし）　　　　あり　（　　　　　　　　　　　　　　　　　　　） 　緩和方法　（　　　　　　　　　　　　　　　　　　　　　　　　　　　　　）	
Ⅵ 認知—知覚	見当識：あり 異常行動の有無：なし 記憶の問題（記銘力の障害・記憶の欠如など）の有無：なし 質問・説明に対する理解力：質問の意味を理解し，つじつまの合う返答をする その他の関連情報	
Ⅶ 自己知覚—自己概念	病気や治療，入院による自分に対する思いの変化： 「この先，どうなるのか心配」「よく抗がん薬を使うと髪の毛が抜けると聞くけど，ほんとなんですか？　微妙な年だよね」 病気や治療，入院による他者とのかかわりの変化： 「会社の人にはがんだとは言っていません．前から糖尿病ではあったので，精密検査のために入院すると話してあります．でも，髪の毛が抜けたら，ばれちゃうか……」 病気や治療による外観・身体機能の変化：現在なし 性格： <自己評価> 陽気で社交的だが頑固な面もある <他者評価> 真面目で几帳面 会話時の状態（視線の交差・声・話し方） 視線を合わせて話す その他の関連情報	
Ⅷ 役割—関係	家族構成：　　　　　　　　　　　　職業：　　本人　会社員 　　　　　　　　　　⊗ 乳がん　　　　　　　配偶者　パート 　　　　□─┬─○ 　　　　　　│　　50歳 　　　　　　│　　パート勤務 　　　　　　□ 　　　　　　26歳 会社員 家庭内役割：　　　　　　　　　　　　　　　代行者 就業状況：＜入院前＞　　　　　　　　　　　＜入院中＞ 会社員（人事担当）	

			解釈・判断：
Ⅷ 役割―関係	経済状況：＜入院前＞ ＜入院中＞ 社会活動（地域での活動など）： 家族の面会状況： 妻が毎日30分程度面会に来る予定 その他の関連情報 コミュニケーションは支障なくとることができる．		
Ⅸ 性―生殖	月経周期： 最終月経： 月経困難： 妊娠・出産の経験： 家族計画： 更年期症状： （避妊薬の使用） 生殖器の異常・障害： その他の関連情報 性・生殖機能に関する訴えはとくにない		解釈・判断：
Ⅹ コーピング―ストレス耐性	今までにストレスと感じたこと，現在感じていること： 「この先自分がどうなるのか，見当がつかないところ」「仕事が続けられるのか，どうなのか……」 ストレスへの対処法： 「今まではゴルフに出かけてストレス発散していたけど，入院中はできない．タバコも吸えないし，困ったな」 相談する人（できる人）： 「妻くらいしかいない．息子は仕事が忙しいようだし，自分のことで煩わせたくないからね．」 その他の関連情報		解釈・判断：
Ⅺ 価値―信念	信仰する宗教，人生において大切にしていること： 「人生なるようにしかならないと思うけど，死ぬにはまだ早いですよね」 健康に関して固く信じていること（信念）： 「とにかくできる治療は受けます」 その他の関連情報		解釈・判断：

＜統合アセスメント＞

事例展開をしてみよう

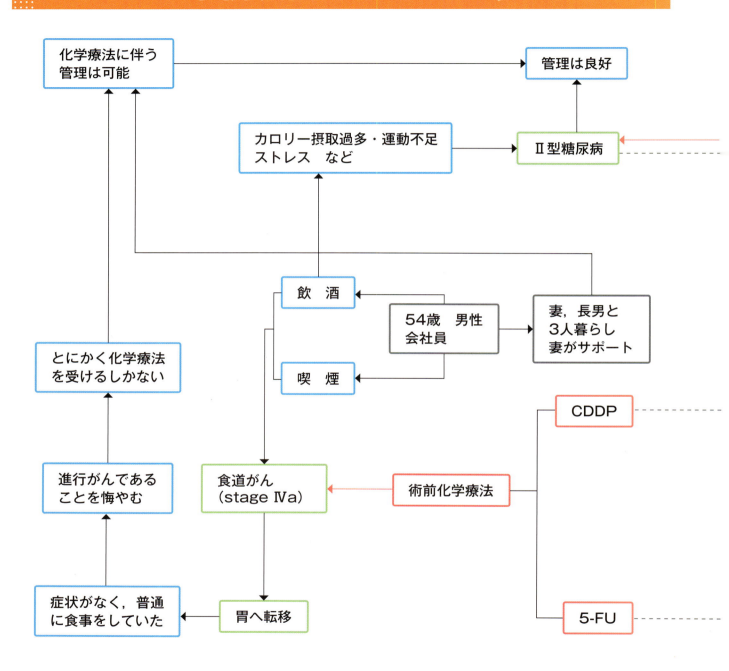

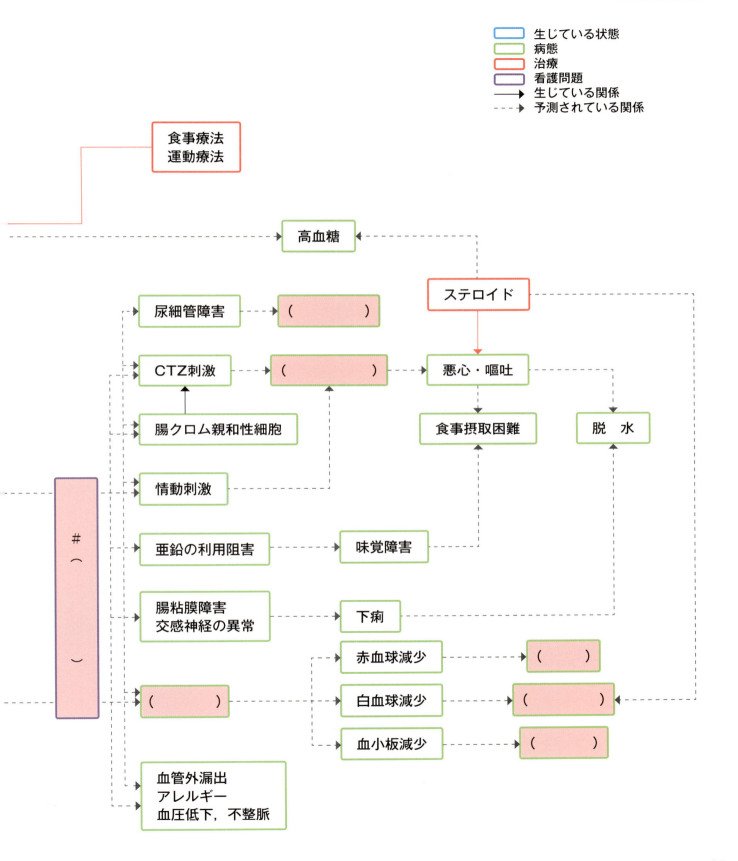

目標

目標（Goal）

看護問題の抽出（問題リスト）

問題リスト

月 日	#	問 題 点	解 決 日
	1		

看護計画の立案

問　題：化学療法による有害反応出現のリスクがある
期待される成果：　（1）有害反応が早期に発見され，対処される
　　　　　　　　　（2）合併症（感染症，出血）を生じない
　　　　　　　　　　→治療後退院する場合は「感染症，出血の予防方法・対処方法を述べることができる」

（1）有害反応が早期に発見され，対処される

	具体策	根拠
O-P		・化学療法の有害事象を評価するための基準としてCTCAEがある． ・悪心・嘔吐は，抗がん薬による化学的刺激が第4脳室の最後野にある化学受容器引き金帯（CTZ）を直接刺激して嘔吐中枢に刺激が伝達されること，消化管に存在する腸クロム親和性細胞からセロトニンが分泌されてCTZを刺激すること，感情や感覚的な因子によって誘発される情動刺激によって大脳皮質から嘔吐中枢に刺激が伝達されることなどにより生じる． ・急性の悪心・嘔吐は，投与以降より24時間後まで，遅発性の悪心・嘔吐は，24時間以降120時間後までに生じる． ・CDDPは催吐作用が高く，5-FUは軽度はあるが催吐作用がある． ・悪心・嘔吐により食欲不振，脱水，低栄養，電解質異常などを引き起こしやすい． ・抗がん薬により味蕾の障害，唾液の減少，鼓索神経・舌咽神経の障害が生じ，味覚障害を生じることがある． ・5-FUは亜鉛の生体内での利用を阻害し，亜鉛不足により味蕾細胞のターンオーバー時間の延長，味物質に対する感受性の低下が生じ，味覚障害をきたすといわれている． ・抗がん薬による腸粘膜の障害，交感神経の異常により下痢を生じることがある． ・5-FUの投与後は，数日〜約10日目以降に下痢が出現することがある． ・CDDPの使用により尿細管障害から腎機能の低下を生じることがある． ・抗がん薬の副作用対策に薬剤を用いる．
T-P		・CDDPの投与に対しては，デキサメタゾン（ステロイド）が投与される． ・首回りとウエストの締めつけをなくすと症状が軽減されることがある． ・嘔吐があった際，側臥位であれば誤嚥や窒息の危険が減少する． ・嘔吐により口腔内が汚染すると，それが悪心を助長する． ・香りは嘔吐を誘発する． ・精神的な要因で悪心・嘔吐を生じることもある． ・気分転換をはかることで症状が軽減することがある．

CTCAE：Common Terminology Criteria for Adverse Events，有害事象共通用語基準

具体策	根拠
	・口腔内の汚染や乾燥があると味を感じにくくなる． ・腹部の刺激は下痢を助長させる． ・下痢が持続すると脱水になることもある． ・下痢が続くと肛門周囲の炎症を生じやすくなる． ・CDDP投与当日は少なくとも 3,000mL／日以上の尿量を確保できるよう，輸液あるいは水分の摂取を行い，適宜，利尿薬（マンニトール，フロセミドなど）を併用する．
E-P	・食事の回数や量，時間にとらわれる必要はない． ・悪心・嘔吐で食事が摂れないと脱水になりやすいため，水分だけでも摂るとよい． ・味覚障害を生じた場合，治療後3～4週ほどで改善するといわれる．初回化学療法後，退院する場合は家庭での食生活について助言が必要である． ・腸を刺激する飲食物は腸蠕動を亢進させ，下痢を助長する．

(2) 合併症（感染症，出血）を生じない

具体策	根拠
O-P	・抗がん薬により骨髄抑制が生じ，治療後7～14日目ごろに白血球数が減少し，易感染状態となる． ・白血球の減少により，口腔，上気道，肺，皮膚，尿路，腸，肛門，性器などで感染症を起こすことがある． ・CDDPに対して制吐薬としてステロイドを用いる場合は，より感染しやすい状態となる． ・抗がん薬により骨髄抑制が生じ，投与後7～10日目から血小板数が減少し，14日間前後続く． ・血小板数が減少すると，易出血性となり，また止血しにくくなる．

具体策	根拠
	・好中球数が一定の基準より下がれば、G-CSF製剤の投与が行われる。 ・好中球減少時の発熱に対しては、抗菌薬が用いられる。
T-P	・好中球数が一定の基準より下がれば、G-CSF製剤の投与が行われる。 ・好中球減少時の発熱に対しては、抗菌薬が用いられる。 ・小鼻をつまむことでキーゼルバッハ部位の毛細血管を圧迫できる。 ・冷罨法により血管を収縮させることができる。
E-P	・一般に好中球数が1,000/mm^{3}未満になると免疫能が低下し、感染のリスクが高まるといわれている。 ・感染予防として最も重要なことは手洗いと含嗽である。 ・感染症が悪化すると、菌血症、敗血症などの全身の感染症を引き起こすことがあり生命の危険に陥るため、早期の対処が必要。 ・きつい服装による締めつけや長時間同じ姿勢による圧迫が原因で皮下出血を起こす。 ・固い歯ブラシの使用や強く磨くと歯肉から出血を起こす。 ・強く何度も鼻をかむと、鼻粘膜から出血を起こす。 ・風呂で体を強くこすって洗ったり、皮膚を掻くと点状出血や斑状出血を生じる。 ・硬便は肛門裂肛をまねく。 ・アルコールの摂取は出血を助長する。

メモ

2 食道がんで化学療法を行う事例

解答を含めた事例展開の全体

アセスメント（情報収集と解釈・判断）

データベースシート

一般状態		
受け持ち患者氏名： B氏	性別：男性	年齢：54歳
入院日時： 20XX 年 4 月 XX 日　　時　　分		
入院時の様子： (独歩)　ストレッチャー　車椅子　救急車		
診断名： 食道がん（Stage Ⅳa）		

Ⅰ 健康知覚-健康管理

主訴：
とくになし

入院目的：
化学療法

入院までの経過：
　職場の健康診断で胃X線検査を受け、異常を指摘され、紹介された病院で内視鏡検査を行い、食道がん（胸部中部）の診断を受けた。胃に転移があり（T1b, N2, M1）、化学療法の目的で入院となった。

現在の病気についての医師からの説明、そのとらえ方：
医師からは「食道がんで胃に転移しており、5年後も生きている確率は100％とはいきません。まずは、化学療法を2クール行います。その後、手術をする予定です」と説明されている。
本人は「症状がなかったので、気づかなかった。もっと早くに見つかっていればと悔やまれます。とりあえず、化学療法を受けるしかないですね。先生から副作用の話は聞きましたが、実際どうなるか気がかりです」と言う。

既往歴：
　50歳　糖尿病（食事療法、運動療法）

これまでの全体的な健康状態：
「4年前に糖尿病を指摘され、食事には注意してきました。それなのに、今度はがんだなんて……」

健康管理の方法：
「タバコは吸い続けています。糖尿病だと診断されたとき、タバコを吸っていると心臓によくないといわれましたが、止められなくて……」

外観： 普通

喫煙習慣：	なし　(あり)	喫煙の程度	20　本／日　20歳～
飲酒の習慣：	なし　(あり)	飲酒の程度	缶ビール350mL　2日／週 糖尿病と診断される前は週5日飲酒

使用薬剤：
　入院時なし

解釈・判断：
・自分が食道がんで、進行していることは理解できていると考えられる。

・治療を受けることに必死で、まだ状況の厳しさがピンときていない。そのため、化学療法による身体的苦痛が生じた際に、精神的・社会的・スピリチュアルな苦痛を生じることも考えられる。

・糖尿病に関しては患者なりの管理を行い、薬物療法にはいたっていないことから、自己管理能力を有していると考えられる。今後、化学療法に伴う感染予防等の管理についても、適切な実施が期待できる。

実習記録・看護計画　101

		解釈・判断：
	特異体質： (なし) あり （　　　　　　　　　　　　　　　　　　　　）	
	感染症： HB（ － ）　HCV（ － ）　Wa-R（ － ）　HIV（ － ）　MRSA（ － ）	
	その他 今後の治療予定：FP（CDDP＋5-FU）	

II 栄養-代謝

身長： 162.0 cm　　　体重： 58.0 Kg（肥満度：BMI 22.1 ）

体重の変動：3か月で3kg減少

食事の習慣（パターン）：3食/日　　　　　　　　　食事の形態：常食（1,800kcal）

「つっかえ感とかはなかったので，普通に食事をとっていました．胃もなんともなくて……」

口腔内の状態（色，湿潤度，病変など）：口腔内に潰瘍なし，口腔内は唾液で湿潤している

歯の状態（義歯，欠損，配列，う歯など）：義歯，う歯なし

皮膚の状態（色，弾力性，掻痒感，骨の突出など）：
四肢に浮腫なし，発赤・創傷なし，骨の突出なし

創傷，ドレーン：

輸液：

検査値：
WBC：5,300/μL　　　RBC：456万/μL　　　Hb：14.2g/dL　　　Ht：45%
Plt：20万/μL　　　CRP：0.1mg/dL
PT時間：0.9INR　　APTT：35秒　　TP：7.0g/dl　　ALB：4.0g/dL
血糖値：120mg/dL　AST(GOT)：16U/L　ALT(GPT)：21U/L　γ-GTP
LDH：171U/L　　HbA1c：6.3%　　ALP：218U/L　　Fe　　D-ダイマー

その他の関連情報
SCC抗原（偏平上皮がん関連抗原）：1.6ng/mL

解釈・判断：

・体重減少があるが，現在の体格，血液データ上は栄養状態は良好であり，化学療法実施によるダメージのリスクは高くはない．

・食道がん，胃への浸潤による症状はなく，食事の摂取は可能であるが，化学療法の副作用により，摂取困難となることも考えられる．

・血糖値は基準値より高く，副作用の対策に副腎皮質ステロイドを使用すれば，さらに血糖値が上昇することが考えられる．

・現在，造血機能を示すデータは基準値範囲内であるが，化学療法により骨髄抑制を生じることが考えられる．

III 排泄

排便習慣（方法，回数など）：1回/日

排便の量と性状：普通便

排便コントロールのための手法：なし

便検査所見：

排尿習慣（方法，回数など）： 6回/日

排尿の量と性状：

排尿コントロールのための手法：

腹部の状態（腸蠕動音，腹部膨満など）：
腸蠕動音聴取され，腹部膨満なし

検査値：
BUN：14mg/dL　Cr：0.6mg/dL　CCr：102mL/分　Na：135mEq/L　K：4.5mEq/L
Cl：102mEq/L　Ca：9.2mg/dL　eGFR：108mL/分/1.73m²

その他の関連情報（人工肛門，オムツの使用など）：

解釈・判断：

・現在，排便の異常はないが，5-FUの使用により交感神経の働きが障害されると，消化吸収障害により下痢を生じることがある．

・制吐薬の使用や食事・水分摂取の減少，運動量の減少により便秘を生じることも考えられる．

・現在，腎機能を示すデータは基準値範囲内であり，排尿に問題はない．

・しかし，CDDPの使用により腎機能の低下を生じることが考えられる．予防として利尿薬を使用すれば，電解質のバランスが崩れることも考えられる．

		解釈・判断：
Ⅳ 活動―運動	**1日の過ごし方** 入院前： 起床6 朝食8 出勤10 昼食12　14　16　帰宅 夕食20 就寝22　24 入院中： 運動：　　　　　　　余暇活動：ゴルフ ＜呼吸＞ 呼吸回数：16回/分（規則的）　　　呼吸パターン：異常パターンなし 呼吸音：肺野全体で聴取され，副雑音なし　胸郭・横隔膜の動き：規則的にみられ，左右差なし 呼吸困難：なし 胸部レントゲン所見：異常所見なし 呼吸機能検査：％VC：　　　　　　FEV1.0％： 動脈血ガス分析（Room air, O₂　使用） pH　　　　PaO₂　　　　PaCO₂ HCO₃　　　SaO₂　　　　BE　　　　SpO₂　98％ ＜循環＞ 体温：36.2℃　脈拍：72回/分（整）　血圧：右　　左　112/68mmHg 胸部症状：なし 末梢循環状態（四肢の色調，温度，脈拍の触知など）： 　四肢にチアノーゼ・蒼白なし，冷感なし，四肢の動脈触知可能 頸静脈の状態：　　　　　　　　心音：過剰心音，心雑音なし CTR：48％　　　　　　　　　CVP： その他： 骨・関節・筋の状態（可動域制限，変形，欠損，筋力低下など）： 　関節の変形なし，麻痺なし 麻痺・運動失調の有無： ADLのレベル：自立 自助具の使用：なし その他の関連情報：	・現在，呼吸器系の機能障害を示すデータはない．糖尿病であるが，循環器系の機能の障害を示すデータはない． ・筋骨格系の機能にも問題はなく，ADLは自立している． ・化学療法の副作用で全身倦怠感を生じたり，消化器症状が出現すると活動性の低下を生じることが考えられる．
Ⅴ 睡眠―休息	睡眠時間：23時～6時　　　　　睡眠パターン： 睡眠不足の自覚（熟眠感の欠如，疲労感，倦怠感など）：なし 「出張などで，環境が変わったり，考えごとがあると寝つけないことがあります」 睡眠を促す工夫：アイマスク使用 休息時間とパターン： その他の関連情報	**解釈・判断：** ・入院前は睡眠に問題はないが，環境の変化や化学療法の副作用，不安などにより睡眠の障害をきたすことが考えられる．
Ⅵ 認知―知覚	意識レベル：　JCS　　0　　　　GCS　15 視力：右　　　左　　　矯正視力：右　　　左　　（老眼鏡　使用） 聴力：右　　　左　　　補聴器使用の有無：なし	

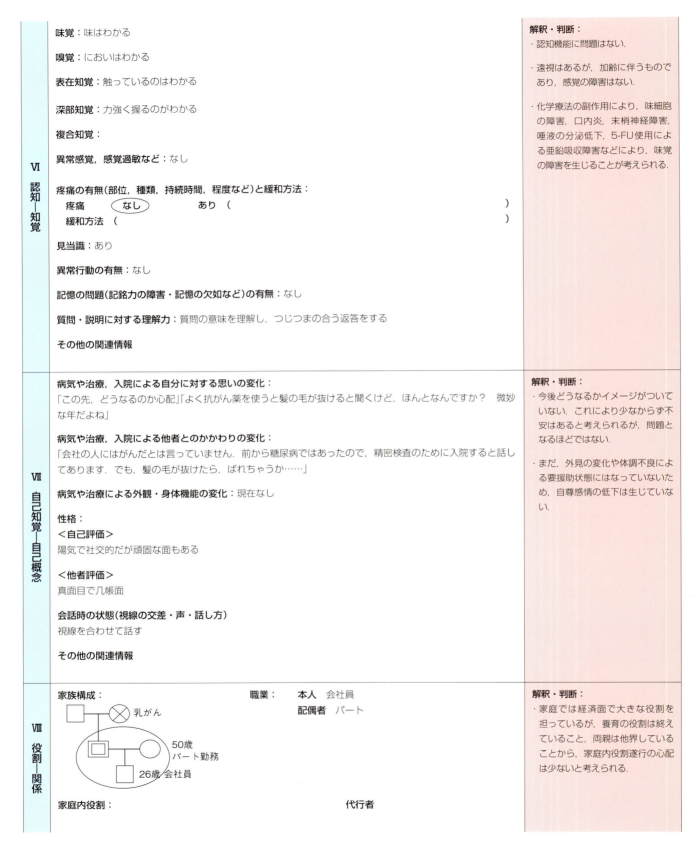

Ⅷ 役割―関係	就業状況：＜入院前＞ 会社員（人事担当） 経済状況：＜入院前＞ 社会活動（地域での活動など）： 家族の面会状況： 妻が毎日30分程度面会に来る予定 その他の関連情報 コミュニケーションは支障なくとることができる．	＜入院中＞ ＜入院中＞	しかし，社会的には責任のある役割を果たす時期にあり，自己実現に向かう時期であることから，病状によってはそれが果たせなくなり，精神的・社会的・スピリチュアルの苦痛につながることも考えられる． ・がんの治療にはサポートが必要であり，妻の協力が期待できる．
Ⅸ 性―生殖	月経周期： 月経困難： 妊娠・出産の経験： 更年期症状： 生殖器の異常・障害： その他の関連情報 性・生殖機能に関する訴えはとくにない	最終月経： 家族計画： （避妊薬の使用）	解釈・判断： ・生殖については役割を果たしており，問題はない． ・がんであることや，化学療法の副作用により性生活に問題を生じることが考えられる．
Ⅹ コーピング―ストレス耐性	今までにストレスと感じたこと，現在感じていること： 「この先自分がどうなるのか，見当がつかないところ」「仕事が続けられるのか，どうなのか……」 ストレスへの対処法： 「今まではゴルフに出かけてストレス発散していたけど，入院中はできない．タバコも吸えないし，困ったな」 相談する人（できる人）： 「妻くらいしかいない．息子は仕事が忙しいようだし，自分のことで煩わせたくないからね．」 その他の関連情報		解釈・判断： ・先の見通しが不明確であることがストレスとなっている． ・問題解決的なコーピングは困難である．情緒的なコーピングは妻との会話によるところが大きい． ・現在は，まだ問題はない．
Ⅺ 価値―信念	信仰する宗教，人生において大切にしていること： 「人生なるようにしかならないと思うけど，死ぬにはまだ早いですよね」 健康に関して固く信じていること（信念）： 「とにかくできる治療は受けます」 その他の関連情報		解釈・判断： ・生きる希望と闘病の意欲はあり，これらが治療にプラスとなると考えられる．

＜統合アセスメント＞

食道の進行がんで，化学療法と外科治療の併用療法を行う予定で入院となる．全身状態は良好で，化学療法によるダメージのリスクは高くはないと考えられるが，5-FU，CDDPの使用により，悪心・嘔吐，味覚障害，下痢，骨髄抑制，腎機能障害を生じることが考えられる．
糖尿病の既往があり，化学療法の副作用対策に副腎皮質ステロイドを使用すれば高血糖となることも考えられる．
B氏は，食道がんであること，しかも進行がんで楽観視できないことは理解できていると考えられるが，治療を受けることで精いっぱいとなっており，まだ，苦痛を感じそれを表出する状態になっていない．
糖尿病に対する食事療法と運動療法は実行できており，薬物療法にいたっていないことから，化学療法に伴う健康管理は可能と考えられる．
以上のことから，「＃　化学療法による有害反応出現のリスクがある」ことを問題として取り上げる．

＊　化学療法による副作用に対する自己管理の実施に関する問題（「自己管理促進準備状態」）としてもよい

事例展開をしてみよう

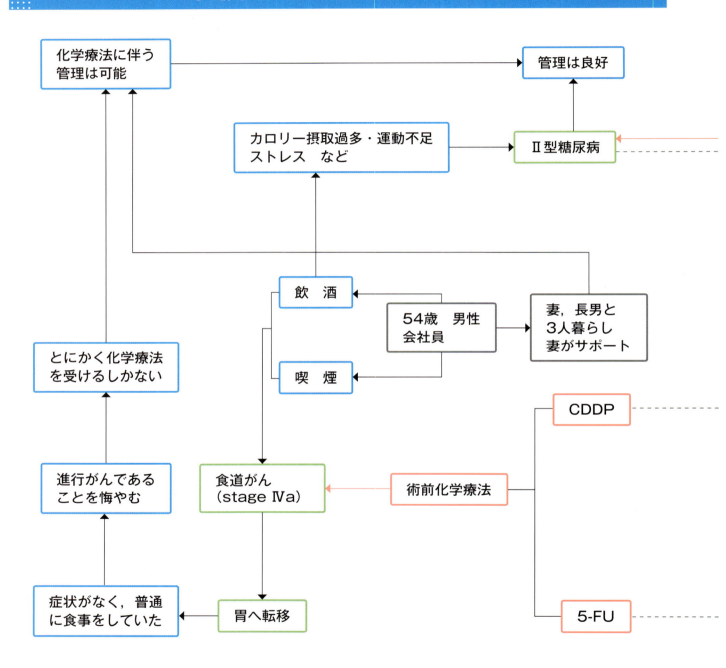

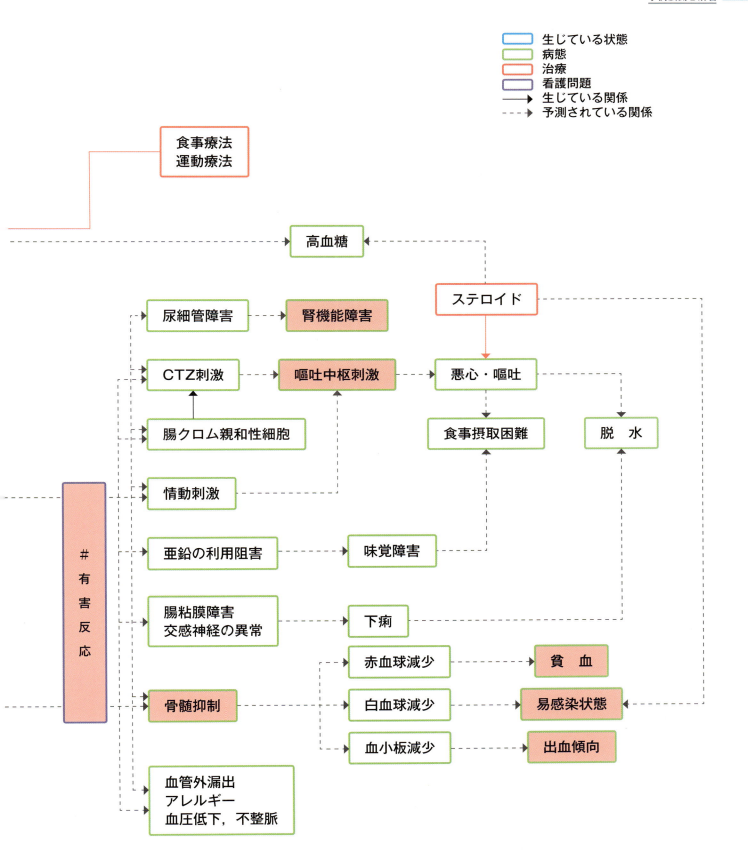

目標

目標(Goal)
初回化学療法を安全・安楽に受けることができる.

看護問題の抽出（問題リスト）

問題リスト

月　日	#	問　題　点	解　決　日
	1	化学療法による有害反応出現のリスクがある	
		①悪心・嘔吐	
		②味覚障害	
		③下痢	
		④骨髄抑制（貧血, 易感染, 出血傾向）	
		⑤腎機能障害	

看護計画の立案

問　題：化学療法による有害反応出現のリスクがある
期待される成果：　（1）有害反応が早期に発見され，対処される
　　　　　　　　　（2）合併症（感染症，出血）を生じない
　　　　　　　　　→治療後退院する場合は「感染症，出血の予防方法・対処方法を述べることができる」

（1）有害反応が早期に発見され，対処される

具体策	根拠
O-P 1．化学療法の有害反応の有無 　　・CTCAEを用いて評価する 　1）悪心・嘔吐 　　①悪心・嘔吐の起こり方，程度 　　②食欲 　　③食事・水分摂取状況 　　④誘発要因はあるか 　　⑤悪心・嘔吐により引き起こされる状態 　　　・脱水の徴候（腋窩の乾燥，皮膚ツルゴール低下など） 　　　・体重減少，血清Alb値 　　　・電解質バランス 　　⑥制吐薬としてステロイドを用いる場合は血糖値 　2）味覚障害 　　①味覚の状態 　　　・塩味・醤油味を苦く感じることはないか 　　　・金属味はしないか 　　　・なんでも甘く感じることはないか 　　　・味を感じないことはないか 　　②口腔内の状態（舌苔，口内炎，唾液の減少などの有無） 　3）下痢 　　①便の性状，量，回数 　　②腹痛，腹部膨満，腹部膨満感の有無 　　③腸蠕動音亢進の有無 　　④下痢により引き起こされる状態（悪心・嘔吐参照） 　4）腎機能の低下 　　①尿量 　　②検査データ（BUN，Cr） 　　③浮腫の有無 2．使用している薬剤の効果	・化学療法の有害事象を評価するための基準としてCTCAEがある． ・悪心・嘔吐は，抗がん薬による化学的刺激が第4脳室の最後野にある化学受容器引き金帯（CTZ）を直接刺激して嘔吐中枢に刺激が伝達されること，消化管に存在する腸クロム親和性細胞からセロトニンが分泌されてCTZを刺激すること，感情や感覚的な因子によって誘発される情動刺激によって大脳皮質から嘔吐中枢に刺激が伝達されることなどにより生じる． ・急性の悪心・嘔吐は，投与以降より24時間後まで，遅発性の悪心・嘔吐は，24時間以降120時間後までに生じる． ・CDDPは催吐作用が高く，5-FUは軽度はあるが催吐作用がある． ・悪心・嘔吐により食欲不振，脱水，低栄養，電解質異常などを引き起こしやすい． ・抗がん薬により味蕾の障害，唾液の減少，鼓索神経・舌咽神経の障害が生じ，味覚障害を生じることがある． ・5-FUは亜鉛の生体内での利用を阻害し，亜鉛不足により味蕾細胞のターンオーバー時間の延長，味物質に対する感受性の低下が生じ，味覚障害をきたすといわれている． ・抗がん薬による腸粘膜の障害，交感神経の異常により下痢を生じることがある． ・5-FUの投与後は，数日～約10日目以降に下痢が出現することがある． ・CDDPの使用により尿細管障害から腎機能の低下を生じることがある． ・抗がん薬の副作用対策に薬剤を用いる．
T-P 1．悪心・嘔吐の予防 　1）指示された制吐薬を投与する 　2）抗がん薬治療を受ける日は食事の量を少なめにする 　3）治療前の数時間は食べないようにする 　4）体を締めつける衣服は避ける 2．悪心・嘔吐がみられた場合 　1）側臥位で膝を曲げた体位で安静をはかる	・CDDPの投与に対しては，デキサメタゾン（ステロイド）が投与される． ・首回りとウエストの締めつけをなくすと症状が軽減されることがある． ・嘔吐があった際，側臥位であれば誤嚥や窒息の危険が減少する．

具体策	根拠
2) 冷水，番茶，レモン水で含嗽をする 　3) 氷やキャンディーなどを口に含んでもらう 　4) においに敏感になっている場合は花や香水などの 　　においが強いものをそばに置かない 　5) 室内の換気をはかる 　6) 音楽を聞く，テレビを観るなど気分転換をはかる 　7) 腹式呼吸を行うよう促す 　8) 食事の工夫を行う 3．口腔ケアを行う 　1) 悪心・嘔吐を招くことがなければ毎食後に歯磨きをしてもらう 　2) 舌苔があれば取り除く 　3) 水分を摂って口腔内を乾燥させないようにする 4．下痢がある場合 　1) 腹部を締めつける服は避ける 　2) スポーツ飲料を摂取するよう促す 　3) 腹部を冷やさないように，保温に努める 　4) 頻回の場合は，肛門部をウォシュレットを使用し， 　　傷をつくらないように清潔を保持する 5．輸液・薬剤の管理 　・マンニトール 　・フロセミド	・嘔吐により口腔内が汚染すると，それが悪心を助長する． ・香りは嘔吐を誘発する． ・精神的な要因で悪心・嘔吐を生じることもある． ・気分転換をはかることで症状が軽減することがある． ・口腔内の汚染や乾燥があると味を感じにくくなる． ・腹部の刺激は下痢を助長させる． ・下痢が持続すると脱水になることもある． ・下痢が続くと肛門周囲の炎症を生じやすくなる． ・CDDP投与当日は少なくとも 3,000mL/日以上の尿量を確保できるよう，輸液あるいは水分の摂取を行い，適宜，利尿薬(マンニトール，フロセミドなど)を併用する．
E-P 1．悪心・嘔吐がある場合以下について説明する 　①食事は無理しないで食べられるものを，少量ずつ， 　　時間をかけて摂取する 　②冷たいものを摂取する 　③煮物，揚げ物，煮魚・焼き魚を避ける 　④嘔吐がひどい場合は，1〜2食抜く 　⑤水分だけは摂取する 2．味覚障害がある場合以下について説明する 　①塩味・醤油味を苦く感じる場合は，他の味つけに変えたり， 　　だし，酢，ゴマなどを使う 　②甘味を強く感じる場合は，砂糖・みりんの使用を避け， 　　塩・味噌・醤油をきかせたり，酢・レモンなどを使用する 　③味を感じにくい場合は，食べ物の温度をひと肌程度にし， 　　味を濃いめにする 3．下痢を生じている場合以下について説明する 　①刺激物(香辛料，脂肪・食物繊維を多く含む食事，乳製品，炭酸飲料など)は 　　避ける 　②倦怠感がある場合は休息をとる	・食事の回数や量，時間にとらわれる必要はない． ・悪心・嘔吐で食事が摂れないと脱水になりやすいため，水分だけでも摂るとよい． ・味覚障害を生じた場合，治療後3〜4週ほどで改善するといわれる．初回化学療法後，退院する場合は家庭での食生活について助言が必要である． ・腸を刺激する飲食物は腸蠕動を亢進させ，下痢を助長する．

（2）合併症（感染症，出血）を生じない

具体策	根拠
O-P 1．造血機能の状態について把握する 　1）検査データ（白血球，赤血球，血小板数など） 　2）感染徴候の有無 　　・発熱 　　・悪寒，戦慄 　　・歯肉痛，う歯，口内炎 　　・咳嗽，咽頭痛，咽頭の発赤 　　・皮膚の発疹，発赤 　　・頻尿，排尿時痛，血尿，残尿感 　　・下痢，腹痛 　　・肛門痛 　　・検査データ（CRP） 　3）出血の有無 　　・皮下出血，点状出血，斑状出血 　　・歯肉出血 　　・鼻出血 　　・血便・血尿 2．投与されている薬剤の効果を把握する	・抗がん薬により骨髄抑制が生じ，治療後7〜14日目ごろに白血球数が減少し，易感染状態となる． ・白血球の減少により，口腔，上気道，肺，皮膚，尿路，腸，肛門，性器などで感染症を起こすことがある． ・CDDPに対して制吐薬としてステロイドを用いる場合は，より感染しやすい状態となる． ・抗がん薬により骨髄抑制が生じ，投与後7〜10日目から血小板数が減少し，14日間前後続く． ・血小板数が減少すると，易出血性となり，また止血しにくくなる． ・好中球数が一定の基準より下がれば，G－CSF製剤の投与が行われる． ・好中球減少時の発熱に対しては，抗菌薬が用いられる．
T-P 1．薬剤の投与 　　・G－CSF製剤 　　・抗菌薬 2．出血を生じた場合 　　・採血や点滴終了後は，穿刺部位を5分以上圧迫して完全に止血する 　　・鼻出血が生じたときは，小鼻を指で圧迫し，氷で冷やす 　　・安静にし，出血部位をタオルやガーゼで圧迫し，出血部位を冷やす	・好中球数が一定の基準より下がれば，G－CSF製剤の投与が行われる． ・好中球減少時の発熱に対しては，抗菌薬が用いられる． ・小鼻をつまむことでキーゼルバッハ部位の毛細血管を圧迫できる． ・冷罨法により血管を収縮させることができる．
E-P 1．感染の予防について以下を説明する 　1）食後，就寝前に歯磨きをする 　2）食事の前，トイレの前と後，帰宅時は手洗いをしっかり行う 　3）起床時，帰宅時，食事の前などに含嗽を行う 　4）風邪などの感染症に罹患している人には近づかない 　5）入浴，シャワー浴，排泄後の陰部洗浄など保清に努める 　6）ローション・クリームを使用し，皮膚を保湿する 　7）生ものは鮮度のよいものを食べる 　8）規則正しい生活をする 2．感染徴候の早期発見 　以下の症状があったら，すぐに報告するよう説明する 　　・38℃以上の発熱 　　・寒気，戦慄 　　・発熱を伴う咳嗽，下痢，排尿時痛，残尿感，性器痛，肛門痛など 3．出血の予防に関して以下を説明する 　1）体を締めつける服装を避ける 　2）軟らかい歯ブラシを使用し，歯肉を傷つけないようにする 　3）鼻をかむときはやさしくかむ 　4）爪を短く切る，体を拭くときは強くこすらない 　5）髭剃りは電気カミソリで行う	・一般に好中球数が1,000/mm³未満になると免疫能が低下し，感染のリスクが高まるといわれている． ・感染予防として最も重要なことは手洗いと含嗽である． ・感染症が悪化すると，菌血症，敗血症などの全身の感染症を引き起こすことがあり生命の危険に陥るため，早期の対処が必要． ・きつい服装による締めつけや長時間同じ姿勢による圧迫が原因で皮下出血を起こす． ・固い歯ブラシの使用や強く磨くと歯肉から出血を起こす． ・強く何度も鼻をかむと，鼻粘膜から出血を起こす．

具体策	根拠
6)便が硬い時は怒責を避け,緩下剤の使用を相談する 7)打撲を起こしやすい運動は避ける 8)転倒,外傷に注意する 9)アルコールは控える 10)出血が止まらないときは担当医や看護師に連絡する	・風呂で体を強くこすって洗ったり,皮膚を掻くと点状出血や斑状出血を生じる. ・硬便は肛門裂肛をまねく. ・アルコールの摂取は出血を助長する.

参考文献
1) 日本看護協会監:看護者の基本的責務. p74, 日本看護協会出版会, 2006.
2) 山内光哉, 春木豊:グラフィック学習心理学—行動と認知. p.150, サイエンス社, 2002.
3) R.アルファロ-ルフィーヴァ:基礎から学ぶ看護過程と看護診断. 第7版(本郷久美子監訳), p.7〜8, 医学書院, 2012.
4) 市川伸一編:認知心理学4 思考. p.116, 東京大学出版会, 1998.
5) L.J.カルペニート:カルペニート看護診断マニュアル. 第4版(新藤幸恵監訳), 医学書院, 2008.
6) 羽田清:POSカルテ-POMRの正しい書き方. p9, 金芳堂, 2006.

索 引

欧字

NANDA-I ……………………… 21, 54, 55
PC ………………………………………… 56
POMR ……………………………………… 7
PONR ……………………………………… 7
POS ………………………………………… 7
SOAP …………………………………… 11

あ

アウトカム …………………………… 48
アセスメント ……………………… 14, 35

か

看護計画 ………………… 9, 22, 39, 46
看護診断ラベル …………………… 21, 55
看護問題の抽出 …………………… 20, 38
関連因子 ……………………………… 9, 54
記号 …………………………………… 12
期待される成果 …………………… 11, 51, 56
共同問題 ……………………………… 56
具体的 ………………………………… 25, 60
クリティカルシンキング ………………… 7
クリニカルパス ……………………… 48
経過記録 …………………………… 10, 26, 40
行動計画 …………………………… 10, 34
個別性 ………………………………… 25, 61

さ

サマリー …………………… 11, 31, 32, 42
実習記録 ……………………………………… 6
情報関連図 ……………………………… 8, 18

情報収集と解釈・判断 ……………… 14, 35
潜在的合併症 ………………………… 56

た

短期目標 ……………………………… 50
長期目標 ……………………………… 50
データベースアセスメント ………………… 8
データベースシート ………………… 15

は

評価 ………………………………… 9, 29, 41
標準看護計画 ………………………… 48
フローチャート ……………………… 11
ヘルスプロモーション型問題 ……… 55

ま

目標 ……………………………… 9, 38, 50
目標の設定 …………………………… 52
目標の表現 …………………………… 52
問題 …………………………………… 9, 51
問題の抽出 …………………………… 53
問題の表現 …………………………… 54

や

優先順位 ……………………………… 55

ら

略語 ……………………………………… 4

メモ

Nursing Canvas Book 10
実習記録・看護計画の
解体新書

2017年 1月 5日　初　版　第1刷発行
2021年 8月20日　初　版　第4刷発行

編　著　石川　ふみよ
発行人　小袋　朋子
編集人　増田　和也
発行所　株式会社 学研メディカル秀潤社
　　　　〒141-8414　東京都品川区西五反田2-11-8
発売元　株式会社 学研プラス
　　　　〒141-8415　東京都品川区西五反田2-11-8
印刷・製本所　凸版印刷株式会社

この本に関する各種お問い合わせ
【電話の場合】
● 編集内容についてはTel 03-6431-1231（編集部）
● 在庫についてはTel 03-6431-1234（営業部）
● 不良品（落丁，乱丁）についてはTel 0570-000577
　学研業務センター
　〒354-0045　埼玉県入間郡三芳町上富279-1
● 上記以外のお問い合わせは学研グループ総合案内 0570-056-710（ナビダイヤル）
【文書の場合】
● 〒141-8418　東京都品川区西五反田2-11-8
　　学研お客様センター
　　『実習記録・看護計画の解体新書』係

©F. Ishikawa 2017.　Printed in Japan
● ショメイ：ナーシングキャンバスブックジュウ　ジッシュウキロク・カンゴケイ
カクノカイタイシンショ
本書の無断転載，複製，頒布，公衆送信，翻訳，翻案等を禁じます．
本書を代行業者等の第三者に依頼してスキャンやデジタル化することは，たとえ個人や家庭内の利用であっても，著作権法上，認められておりません．
本書に掲載する著作物の複製権・翻訳権・上映権・譲渡権・公衆送信権（送信可能化権を含む）は株式会社学研メディカル秀潤社が管理します．

JCOPY 〈出版者著作権管理機構委託出版物〉
本書の無断複写は著作権法上での例外を除き禁じられています．複写される場合は，そのつど事前に，出版者著作権管理機構（電話 03-5244-5088, FAX 03-5244-5089, e-mail：info@jcopy.or.jp）の許可を得てください．

本書に記載されている内容は，出版時の最新情報に基づくとともに，臨床例をもとに正確かつ普遍化すべく，著者，編者，監修者，編集委員ならびに出版社それぞれが最善の努力をしております．しかし，本書の記載内容によりトラブルや損害，不測の事故等が生じた場合，著者，編者，監修者，編集委員ならびに出版社は，その責を負いかねます．
　また，本書に記載されている医薬品や機器等の使用にあたっては，常に最新の各々の添付文書や取り扱い説明書を参照のうえ，適応や使用方法をご確認ください．
株式会社 学研メディカル秀潤社